W0275279

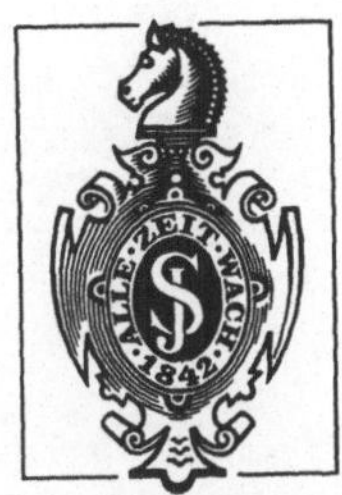
ALLE · ZEIT · WACH · 1842

Epiduralanästhesie bei Kindern und älteren Patienten

Von Hans Joachim Wüst
und Ottheinz Schulte-Steinberg

Mit 26 Abbildungen und 41 Tabellen

Springer-Verlag
Berlin Heidelberg NewYork Tokyo 1983

Priv. Doz. Dr. med. H. J. Wüst
Medizinische Einrichtungen der Universität Eppendorf
Institut für Anästhesiologie
Moorenstraße 5
4000 Düsseldorf

Dr. med. O. Schulte-Steinberg
Abteilung Anästhesie
Kreiskrankenhaus
8130 Starnberg

ISBN-13: 978-3-540-12461-0 e-ISBN: 978-3-642-69141-6
DOI: 10.1007/978-3-642-69141-6

CIP-Kurztitelaufnahme der Deutschen Bibliothek
Wüst, Hans-Joachim: Epiduralanästhesie bei Kindern und älteren Patienten/
von Hans-Joachim Wüst u. Ottheinz Schulte-Steinberg. – Berlin; Heidelberg;
New York; Tokyo: Springer, 1983. –

NE: Schulte-Steinberg, Ottheinz

Das Werk ist urheberrechtlich geschützt. Die dadurch begründeten Rechte, insbesondere die der Übersetzung des Nachdruckes, der Entnahme von Abbildungen, der Funksendung, der Wiedergabe auf photomechanischem Wege und der Speicherung in Datenverarbeitungsanlagen bleiben, auch bei nur auszugsweiser Verwertung, vorbehalten.
Die Vergütungsansprüche des § 54, Abs. 2 UrhG werden durch die „Verwertungsgesellschaft Wort", München, wahrgenommen.

© by Springer-Verlag Berlin Heidelberg 1983

Die Wiedergabe von Gebrauchsnamen, Handelsnamen, Warenbezeichnungen usw. in diesem Werk berechtigt auch ohne besondere Kennzeichnung nicht zu der Annahme, daß solche Namen im Sinne der Warenzeichen- und Markenschutzgesetzgebung als frei zu betrachten wären und daher von jedermann benutzt werden dürften.

Satz: Schreibsatz-Service Weihrauch, Würzburg
Druck- und Bindearbeiten: Offsetdruckerei Julius Beltz KG, Hemsbach
2119/3321-543210

Vorwort

Die Regionalanästhesie hat nach dem Jahrzehnte währenden Verlust ihrer ursprünglichen Bedeutung für die operative Medizin in den letzten Jahren eine erstaunliche Renaissance erlebt.

Mit dem Rüstzeug der modernen Medizin ist es heute möglich, das Verhalten der verschiedenen Organsysteme intra- und postoperativ zu beobachten. Vergleichende Untersuchungen mit statistischer Berechnung lassen eine Aussage über die Auswirkungen verschiedener Anästhesieverfahren zu. In der vorliegenden Arbeit von Wüst werden die Ergebnisse solcher Untersuchungen bei der Anwendung der Epiduralanästhesie mit Sedierung, der Halothankombinationsnarkose und der NLA vorgestellt. Sie eröffnen neue Perspektiven für den klinischen Einsatz der Epiduralanästhesie.

Der zweite Beitrag von Schulte-Steinberg befaßt sich mit der Ausbreitung von Lokalanästhetika im kindlichen Epiduralraum bei kaudaler Injektion. Anhand von Korrelationsberechnungen ließ sich ein Dosierungsschema ermitteln, das die praktische Anwendung dieses speziellen Epiduralverfahrens im Kindesalter erleichtert. Die Anwendung kann somit je nach geplantem Eingriff gezielt erfolgen.

H. J. Wüst
O. Schulte-Steinberg

Danksagung

Mit wertvollen Ratschlägen und einer hilfreichen Diskussion hat Herr Prof. Dr. M. Zindler die Durchführung dieser Untersuchung sehr gefördert.

Herrn Prof. Dr. K. Kremer, an dessen Klinik diese Untersuchungen durchgeführt wurden, danke ich für die großzügige Hilfe und Förderung.

Herrn Prof. Dr. J. O. Arndt, Herrn Prof. Dr. H. J. Jesdinsky und Herrn Prof. Arnold danke ich für die konstruktive Kritik.

Die Programmstellung und statistische Auswertung wurden durch die hilfsbereite Unterstützung von Herrn Prof. Dr. H. J. Jesdinsky, Herrn Priv.-Doz. Dr. O. Richter, Herrn Neubauer, Frau Horst und den Mitarbeitern des Institutes für Biomathematik und medizinische Dokumentation ermöglicht.

Die praktische Durchführung der Untersuchungen bei Patienten der Chirurgischen Klinik A der Universität Düsseldorf wurde durch die tatkräftige Hilfe, besonders durch Herrn Prof. Dr. W. Sandmann und Herrn Dr. G. Florack, ermöglicht.

Außerdem danke ich Fräulein Scheller, Frau und Herrn Dr. Spirgatis, Herrn Dr. Feiereis und Herrn Dr. Moritz für die technische Assistenz.

Ganz besonders aber möchte ich an dieser Stelle meiner Frau Marlies für ihr Verständnis und ihre Geduld während des Untersuchungszeitraumes und ihre praktische Hilfe beim Abfassen des Manuskriptes danken.

Inhalt

H. J. Wüst

Veränderungen der Herz-Kreislauf-Funktion während aortofemoraler Bypassoperationen

O. Schulte-Steinberg

Die Kaudalanästhesie im Kindesalter

H. J. Wüst

Veränderungen der Herz-Kreislauf-Funktionen während aortofemoraler Bypassoperationen

Vergleich der Wirkung der Neurolept-, Halothan- und der kontinuierlichen Epiduralanästhesie

1 Einleitung und Ziel

In den letzten Jahren hat die Bereitschaft, bei arteriellen Durchblutungsstörungen durch rekonstruktive Eingriffe am Gefäßsystem Gliedmaßen zu erhalten, deutlich zugenommen (Vollmar 1967; Gruss et al. 1974; Metz et al. 1975).

Die Patienten, bei denen die Anlage eines aortofemoralen Bypass geplant ist, sind mit einem erheblichen Narkose- und Operationsrisiko belastet. Dies wird durch eine perioperative Letalität bis zu 15% bei den elektiven Eingriffen sehr nachdrücklich dokumentiert (Lutz u. Müller 1967; Vollmar 1967; Heberer et al. 1974; Becker et al. 1973).

Das Risiko ergibt sich einmal aus der Grunderkrankung, der Arteriosklerose. So sind häufig ein Hypertonus, ein Herzinfarkt oder eine eingeschränkte Nierenfunktion als Ausdruck des allgemeinen Charakters dieser Erkrankung zu beobachten (Keats u. Jackson 1963; Hardin 1964; Lutz u. Müller 1967; Vollmar 1967; Thompson et al. 1968; Jipp et al. 1971). Jeder dieser Faktoren erhöht das Risiko einer Narkose und Operation (Keats u. Jackson 1963; Thompson et al. 1975; Wüst et al. 1976c).

Zum anderen ergeben sich von Seiten des operativen Eingriffs 2 zusätzliche Risiken, die zur perioperativen Letalität beitragen können:

1. Das Abklemmen der Aorta abdominalis für 1–2 h und
2. die Wiederfreigabe der Strombahn.

Durch das notwendige infrarenale Abklemmen der Aorta werden einerseits akute Steigerungen des arteriellen Blutdrucks ausgelöst (Attia et al. 1976), andererseits werden nach dem Lösen der Klemmen langanhaltende arterielle Hypotensionen beschrieben (Hohf u. Sutton 1960; Lutz u. Müller 1967; Thompson et al. 1968, 1975).

Eigene klinische Beobachtungen haben gezeigt, daß bei Patienten, die wegen eines Aortenaneurysmas operiert werden, mit sehr ausgeprägten Druckanstiegen zu rechnen ist (Wüst et al. 1976b).

Diese z.T. erheblichen Schwankungen des arteriellen Blutdrucks können, wie Voruntersuchungen vermuten ließen (Wüst et al. 1976a, b, 1978), durch das Narkoseverfahren weitgehend vermieden werden. So wurden deutliche Druckanstiege beim Abklemmen und deutliche Druckabfälle bei der Freigabe der Aorta abdominalis in der Neuroleptanästhesie beobachtet (Wüst et al. 1976b, 1978), während nur geringfügige Schwankungen des arteriellen Blutdrucks in der Epiduralanästhesie (Wüst et al. 1976a) auftraten.

Aufgrund der Bedeutung, die dem intraoperativen Druckanstieg in Hinblick auf das perioperative Risiko beigemessen wird, erschien die Überprüfung der klinischen Ergebnisse angezeigt.

Die vorliegende Untersuchung beschäftigt sich deshalb insbesondere mit der Frage, inwieweit diese Druckreaktionen durch das Narkoseverfahren beeinflußt werden und ob es ein Narkoseverfahren gibt, das die unerwünschten Kreislaufveränderungen soweit mildert, daß seine bevorzugte Anwendung zu empfehlen wäre.

Zur Überprüfung dieser Frage ist es notwendig, die Herzkreislauffunktion anhand der Messung der Drücke im arteriellen System und im rechten Herzen sowie anhand des Herzminutenvolumens zu untersuchen.

Die Möglichkeit zum Vergleich der Narkosewirkung auf den Kreislauf ergibt sich in einer prospektiven randomisierten Studie. Dabei dient die Neuroleptanästhesie (NLA) als Referenzmethode, weil sie von der Mehrzahl der Autoren als Verfahren der Wahl empfohlen wird. Die Halothannarkose und die thorakale Epiduralanästhesie werden damit verglichen.

Die Ergebnisse der Untersuchung über das Kreislaufverhalten geben Aufschluß über den O_2-Transport in die Gewebe. Entscheidend bei Risikopatienten ist aber, ob bei gegebenem

Perfusionsdruck und -volumen der tatsächliche O_2-Bedarf der Gewebe gedeckt wird. Besteht zwischen Angebot und Bedarf an O_2 ein Mißverhältnis, so sind im Blut als Zeichen einer O_2-Schuld eine metabolische Azidose (Newman 1971; Lewis u. Mackenzie 1972a, b; Yashar et al. 1972; Khambatta u. Sullivan 1973) und eine Erhöhung des Laktatspiegels (Huckabee 1938, 1958; Theye et al. 1966) nachweisbar.

Es ist deshalb notwendig, auch die Auswirkungen der zur Diskussion stehenden Narkoseverfahren auf den Stoffwechsel in die Betrachtung einzubeziehen. Dies geschieht durch die Messung des pH-Wertes, des Standardbikarbonats, des Basenüberschusses im arteriellen Blut und des Laktatspiegels im gemischt-venösen Blut sowie durch die Berechnung der O_2-Aufnahme.

Anhand der gewonnenen Ergebnisse sollen folgende Fragen beantwortet werden:

1. Wird durch das Narkoseverfahren vor Abklemmen der Aorta eine Druck- und Widerstandsentlastung erreicht,
2. läßt sich dadurch die zusätzliche Kreislaufbelastung beim Abklemmen und bei der Wiederfreigabe der Aorta abdominalis vermeiden und
3. führt eine mäßige Senkung des arteriellen Blutdrucks bei diesen kardialen Risikopatienten zur Minderperfusion der Gewebe.

2 Patienten, Gruppenbildung und Narkoseverfahren

2.1 Patienten

In der vorliegenden klinischen Studie werden die Untersuchungsergebnisse von 68 Patienten zusammengestellt. Bei ihnen wurde an der Chirurgischen Klinik A der Universität Düsseldorf wegen einer chronischen Durchblutungsstörung vom Beckentyp (n = 58) oder wegen eines abdominalen Aortenaneurysmas (n = 10) ein aortofemoraler Bypass transabdominal angelegt. Die Untersuchungen wurden in der Zeit von Juli 1975 bis Oktober 1976 durchgeführt.

2.2 Gruppenbildung

Die Untersuchung wurde in Form einer prospektiven randomisierten Studie durchgeführt. Dabei garantierte die Zuteilung der Patienten zu den Narkoseverfahren – Neuroleptanästhesie, Halothannarkose und kontinuierliche thorakale Epiduralanästhesie – nach Zufallszahlen die Vergleichbarkeit hinsichtlich der Ausgangsbedingungen, die auch in der Homogenität der biometrischen Daten in den einzelnen Gruppen zum Ausdruck kam.

2.2.1 Zuteilungsverfahren der Patienten zu den Narkosegruppen

Den Patienten wurde in der Reihenfolge der Anmeldung zur Operation das Narkoseverfahren nach Zufallszahlen blind zugeordnet. Bevor jedoch ein Patient in die Studie aufgenommen wurde, mußten die Kontraindikationen
1. für den operativen Eingriff, den aortofemoralen Bypass sowie
2. für die einzelnen Narkoseverfahren
berücksichtigt werden.

ad 1) Kontraindikationen für einen aortofemoralen Bypass. Das präoperative Narkose- und Operationsrisiko des einzelnen Patienten wurde entsprechend der Einteilung der Amerikanischen Gesellschaft für Anästhesie (ASA-Risikogruppen I–V für elektive operative Eingriffe) klassifiziert. Die Grundlage dieser Einteilung ist in Tabelle 1 zusammengestellt.

Für die Einteilung wurden die Anamnese, das Ergebnis der eingehenden klinischen Untersuchung sowie der Laborstatus herangezogen. Außerdem wurden das Elektrokardio-

Tabelle 1. Einteilung des Narkoserisikos nach Risikogruppen (nach der Nomenklatur der American Society of Anesthesiologists, ASA)

I	Normaler, gesunder Patient
II	Patient mit einer leichten Allgemeinerkrankung
III	Patient mit einer schweren Allgemeinerkrankung und Leistungsminderung
IV	Patient mit einer inaktivierenden Allgemeinerkrankung, die eine ständige Lebensbedrohung darstellt
V	Moribunder Patient, von dem nicht erwartet wird, daß er die nächsten 24 h überlebt, sei es mit oder ohne Operation

gramm und die präoperative Lungenfunktion berücksichtigt. Die Atemfunktion wurde nach dem auskultatorischen Befund, den Spirometriewerten von Vital- und Sekundenkapazität und dem Atemgrenzwert sowie nach der Röntgenaufnahme des Thorax und der Blutgasanalyse beurteilt.

War ein Patient nach diesen Untersuchungen der Risikogruppe V zuzuordnen, so wurde von der Operation Abstand genommen. Ebenso stellte eine Einschränkung der gemessenen Vital- und Sekundenkapazität auf $\leqslant$ 50% der Sollwerte und ein Atemgrenzwert < 40 l/min_{BTPS} eine absolute Kontraindikation für den geplanten Eingriff dar. Bei der Verminderung der Meßwerte auf 25–30% des Sollwerts wurde ein intensives Atemtraining bis zu 3 Wochen erforderlich. Bestanden darüber hinaus Zeichen einer Bronchitis mit bakteriologischem Befund, so wurden Antibiotika gezielt nach dem Bakteriogramm eingesetzt. Patienten über 50 Jahre erhielten Digitalispräparate.

ad 2) Kontraindikationen für die 3 Narkoseverfahren. Die Kontraindikationen für die 3 Narkoseverfahren sind in Tabelle 2 zusammengestellt.

Dabei werden für die Neuroleptanästhesie keine Kontraindikationen angegeben. Der geplante Eingriff – der aortofemorale Bypass – stellt geradezu eine Indikation für dieses Narkoseverfahren dar (Just et al. 1967; Lutz u. Müller 1967; Etschenberg 1973; Nobbe u. Dölp 1976).

Ein manifester Leberschaden verbietet die Anwendung von Halothan (Rauen 1973). Dies war in der vergleichenden Studie bei 2 Patienten der Fall. In diesen beiden Fällen wurde nach Zufallszahlen zwischen der Neurolept- und Epiduralanästhesie ausgewählt.

Die Epiduralanästhesie kam nicht in Betracht, wenn eine manifeste Gerinnungsstörung, eine neurologische Erkrankung oder lokale bzw. generalisierte Infektionen (Frey et al. 1967) vorlagen. Bei einem Patienten gebot eine Tuberkulose der Wirbelsäule die Auswahl des Narkoseverfahrens zwischen den beiden Alternativtechniken. Diese nicht für die Zuteilung zu allen 3 Narkoseverfahren verfügbaren Patienten sind als Ausschlußfälle zu betrachten. Das Weglassen der 3 Patienten ändert das Verhalten von Herzfrequenz und arteriellem Mitteldruck in den betreffenden Narkoseverfahren nicht. Außerdem konnte aus technischen Gründen bei diesen Patienten das Herzzeitvolumen, die rechtskardialen Drücke sowie der Säurebasenstatus im gemischt-venösen Blut nicht bestimmt werden.

Wie aus der Zuteilung der Narkoseverfahren nach Zufallszahlen zu erwarten war, bestanden keine Unterschiede in den biometrischen Daten zwischen den Gruppen. In Tabelle 3 sind die wesentlichen Patientendaten wie Alter, Größe, Gewicht, Geschlecht usw. wiedergegeben. Ebensowenig bestanden Unterschiede bezüglich der Verteilung der Risikogruppen auf die einzelnen Narkosetechniken im Chi-Quadrat-Test (Tabelle 4). Auch die Verteilung der Patienten in der Neuroleptgruppe auf die Risikogruppe II (6 Patienten) und auf die

Tabelle 2. Kontraindikationen der verwandten Anästhesieverfahren

Narkoseverfahren	Kontraindikationen	Autoren
NLA	Keine	Etschenberg (1973)
Halothan	Manifester Leberschaden	Rauen (1973)
Epiduralanästhesie	Gerinnungsstörung, neurologische Erkrankung, Infektionen	Frey et al. (1967)

Tabelle 3. Verteilung der biometrischen Daten Alter, Größe, Gewicht, präoperativer Hämoglobingehalt, Geschlecht der Patienten. Mittelwert $\bar{x}$, Standardabweichung s

	NLA $n = 23$		Halothan $n = 22$		Epidurale $n = 23$	
Männlich/weiblich	20/3		21/1		20/3	
Chronische arterielle Durchblutungsstörung	20		18		20	
Aneurysmen	3		4		3	
	$\bar{x}$	s	$\bar{x}$	s	$\bar{x}$	s
Alter (Jahre)	59,3	± 9,3	60,4	± 6,9	57,5	± 7,5
Größe (m)	1,72	± 0,08	1,73	± 0,1	1,73	± 0,08
Gewicht (kg)	70,1	± 7,8	71,0	± 8,9	71,4	± 11,9
Körperoberfläche (m²)	1,85	± 0,19	1,85	± 0,15	1,82	± 0,14
Hgb (g%)	15,4	± 1,3	15,0	± 1,7	15,3	± 2,1
Narkosedauer (h)	5,45	± 0,99	5,47	± 1,18	4,94	± 1,07
Abklemmzeit der Aorta (h)	1,42	± 0,45	1,56	± 0,52	1,35	± 0,26

Tabelle 4. Verteilung der Patienten nach Risikogruppen (ASA) auf die Narkoseverfahren

Risikogruppe	NLA $n = 23$	Halothan $n = 22$	Epidurale $n = 23$
I	1	1	2
II	6	10	10
III	15	10	10
IV	1	1	1

Risikogruppe III (15 Patienten) schränkte die statistisch gesicherte Homogenität der 3 Narkosegruppen nicht ein.

Somit ist die grundsätzlich zu erwartende Homogenität in den 3 Gruppen, eine wesentliche Voraussetzung für den Vergleich der drei im folgenden beschriebenen Narkosetechniken, auch im vorliegenden Material hinreichend vorhanden.

2.3 Narkoseverfahren

2.3.1 Einleitung und Unterhaltung der Neuroleptanästhesie

Nach intravenöser Bolusinjektion von 0,18 ± 0,02 mg/kg Dehydrobenzperidol wurde der Blutdruck fortlaufend kontrolliert. Bis zum Erreichen eines stabilen Kreislaufzustands atmeten die Patienten 100% O_2 über eine Gesichtsmaske. Dann wurde der O_2-Anteil durch

Tabelle 5. Neuroleptanästhesie. Durchschnittliche Dosierungen von Dehydrobenzperidol, Fentanyl und Pancuronium bei 23 Patienten

Dosis	Dehydrobenzperidol			Fentanyl			Pancuronium	
	ml	mg	µg/kg	ml	mg	µg/kg	µg/kg/h	µg/kg
Einleitungsdosis	5 + 0	12,5 ± 0	180,0 ± 20,0	18,14 ± 5,4	0,91 ± 0,27	13,0 ± 3,5		
Unterhaltungsdosis				48,18 ± 18,0	2,41 ± 0,9	34,0 ± 13,0	6,44 ± 2,16	
Gesamtdosis				68,6 ± 19,8	3,43 ± 0,99	49,0 ± 13,0	9,2 ± 2,1	205 ± 5,4

Zuschalten von Lachgas auf 50% gesenkt. Danach wurde den Patienten Fentanyl in der Dosierung von 0,25 mg pro Dosis intermittierend bis zum Erlöschen des Bewußtseins injiziert. Die notwendige Fentanyldosis betrug 0,013 ± 0,004 mg/kg (Schwankungsbreite 0,0085–0,01 mg/kg). Die endotracheale Intubation erfolgte nach Gabe von 75–100 mg Succinylcholin.

In etwa ½stündigen Intervallen wurde 0,1–0,25 mg Fentanyl bis ca. 1 h vor Operationsende nachinjiziert. Die Höhe der Repetitionsdosen richtete sich nach dem Verhalten von Herzfrequenz und Blutdruck sowie nach der Einleitungsdosis. Zusätzliche Fentanylinjektionen von 0,25–1 mg erfolgten, wenn Schmerzreaktionen auftraten. Ließen sich die Blutdruckwerte dadurch nicht normalisieren, wurde zusätzlich 12,5 mg Dehydrobenzperidol als Bolus injiziert. Einzelheiten der Dosierung von Dehydrobenzperidol und Fentanyl sind in Tabelle 5 zusammengestellt.

2.3.2 Einleitung und Unterhaltung der Halothannarkose

Die Narkose wurde nach 5minütiger Präoxygenation mit 3,5–6,5 mg/kg Hexobarbital (Evipan) eingeleitet. Nach Verlust des Lidreflexes wurden die Patienten bis zur endotrachealen Intubation mit 0,1–1 Vol.-% Halothan (Halothan Hoechst) über ein Fluotec Mark II beatmet. Nach Gabe von 75–100 mg Succinyl erfolgte die endotracheale Intubation (Tabelle 6). Die Unterhaltung einer adäquaten Narkosetiefe erforderte im Einklang mit der Reaktion der Patienten eine individuelle Dosierung von Halothan. Die Einstellung am Verdampfer variierte bei einheitlichem Frischgaszufluß von 4 l zwischen 0,5 und 2 Vol.-% (im Mittel 0,91 ± 0,54 Vol.-%).

2.3.3 Einleitung und Unterhaltung der thorakalen Epiduralanästhesie

Oberbauchoperationen erfordern eine obere Analgesiegrenze entsprechend der Head-Zone von D5. Um die notwendige Dosis an Lokalanästhetika so gering wie möglich zu halten, erfolgte die Punktion des Epiduralraums zwischen dem 8. und 9. thorakalen Dornfortsatz. In dieser Höhe wurde der Epiduralraum mit der 16-Gauge-Tuohy-Nadel in rechter Seitenlage bei 36 Patienten über den medialen und bei 32 Patienten über den lateralen Zugang punktiert (Bonica 1956; Dawkins und Steel 1971). Die anatomischen Verhältnisse des Epiduralraums im thorakalen und lumbalen Bereich sind in dem Schema von Dawkins und Steel (1971) dargestellt (Einzelheiten s. Abb. 1).

Zur Identifikation des Epiduralraums wurde die Widerstandsverlusttechnik mit einer kochsalzgefüllten Glasspritze angewandt. Über die Tuohy-Nadel wurde ein Epiduralkatheter mit nur seitlichen Löchern (Fa. Portex Ltd.) 5 cm nach kranial eingeführt. Das Katheterende wurde immer mit einem Bakterienfilter (Fa. Millex Ltd. TM Filtereinheit) gesichert. Nach sterilem Verband der Punktionsstelle wurde der Katheter mit Pflastern am Patientenrücken

Tabelle 6. Halothannarkose. Durchschnittliche Dosierung von Hexobarbital, Halothan und Pancuronium bei 22 Patienten

Dosis	Hexobarbital mg/kg	Halothan Vol.-%	Pancuronium µg/kg
Einleitungsdosis	4,66 ± 2,24		
Unterhaltungsdosis		0,91 ± 0,54	186 ± 50

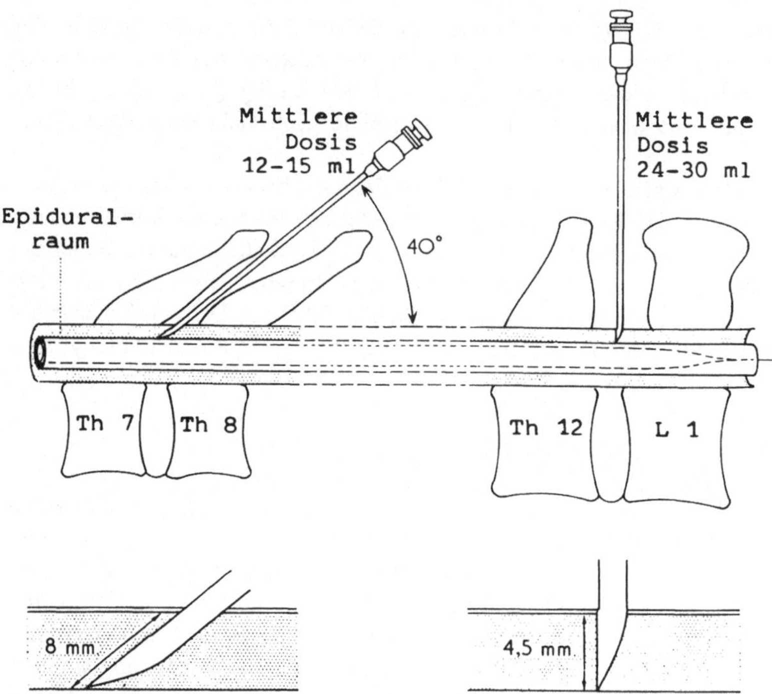

Abb. 1. Schematische Darstellung der Anatomie des Epiduralraums im Bereich der thorakalen und lumbalen Wirbelsäule. Durch dachziegelförmige Anordnung der Dornfortsätze in der thorakalen Wirbelsäule wird ein Punktionswinkel von 40° zum Rückenmark erzwungen. Im oberen Lumbalbereich erfolgt die Punktion dagegen in einem Winkel von 90° zum Rückenmark. (Schema aus Dawkins u. Steel 1971)

fixiert und über die linke Schulter nach ventral geführt. Bei allen 68 Patienten dieser Studie wurde die Schmerzbehandlung in der postoperativen Phase über den präoperativ nach der beschriebenen Technik eingeführten Epiduralkatheter durchgeführt.

Zur Narkose jedoch erhielten nur die 23 Patienten, die nach dem Zuteilungsschlüssel in Epiduralanästhesie operiert werden sollten, zunächst 5 ml Bupivacain 0,5% ohne Adrenalinzusatz als Testdosis in den Katheter injiziert. Nach 5 min wurde die Wirkung beurteilt und weitere 15 ml des Medikaments als Initialdosis injiziert. 30 min nach Applikation erfolgte die Prüfung der sensiblen Blockade mit einer Nadel. Eine sensible Nervenblockade von der Mammilarlinie (Th_5) bis zum Knie (L_5) erschien für die Durchführung der Operation notwendig. Erreichte die Blockade diesen Umfang nicht, so wurden 10 ml Bupivacain nachinjiziert.

Regelmäßig wurde 1 1/2 h nach Gabe der Initialdosis die halbe Dosis der gleichen Konzentration Bupivacain nachinjiziert. Weitere Repetitionsdosen von Bupivacain erfolgten nur bei Schmerzreaktionen. Einzelheiten sind in Tabelle 7 zusammengestellt.

Wenn eine ausreichende Analgesie bestand, wurde die Prämedikation intravenös vorgenommen und 10 min später die Einleitung der Sedierung angeschlossen. Dazu wurden die Patienten bis zum Erlöschen des Lidreflexes mit Diazepam sediert. Die notwendige Diazepamdosis betrug 0,26 ± 0,07 mg/kg. Nach der Präoxygenation für 5 min wurden die Patienten mit Hilfe von 75–100 mg Succinylcholin endotracheal intubiert und beatmet. Zur Unterhaltung der Sedierung erhielten die Patienten 5 mg Diazepam in halbstündigen Intervallen.

Tabelle 7. Thorakale Epiduralanästhesie. Durchschnittliche Dosierungen von Diazepam und Bupivacain 0,5% bei 23 Patienten. Mittelwerte $\bar{x}$ und Standardabweichungen *s*

Dosis	Diazepam			Bupivacain			
	mg	µg/kg	µg/kg/h	ml	mg	mg/kg	µg/kg/h
	$\bar{x}$ *s*	$\bar{x}$ *s*	$\bar{x}$ *s*	$\bar{x}$ *s*	$\bar{x}$ *s*	$\bar{x}$ *s*	$\bar{x}$ *s*
Einleitungsdosis	18,18 ± 6,28	258,0 ± 74,0		20,0 ± 0	100,0	1,46 ± 0,27	
Unterhaltungsdosis	50,0 ± 19,53	727,0 ± 313,0	146,4 ± 59,8	15,64 ± 6,5	78,2 ± 32,86	1,13 ± 0,46	228 ± 81
Gesamtdosis	68,77 ± 20,43	981,0 ± 312	203,0 ± 57	35,64 ± 6,57	178,18 ± 32,86	2,59 ± 0,58	530 ± 20

2.3.4 *Zusätzliche Medikamente und therapeutische Maßnahmen*

Neben den genannten spezifischen Medikamenten der einzelnen Narkoseverfahren wurden im Verlauf der Narkose und Operation zahlreiche therapeutische Maßnahmen wie Beatmung, Volumensubstitution usw. oder Medikamente wie Lachgas und Muskelrelaxantien usw. routinemäßig eingesetzt. Sie hatten, wie z.B. die Beatmung, durch die Reduktion des venösen Rückstroms eine eigene Wirkung auf den Kreislauf.

Nur die einheitliche Handhabung in den einzelnen Gruppen gewährleistete die Vergleichbarkeit der Untersuchungsbedingungen im Hinblick auf die spezifische Wirkung der Narkoseverfahren auf den Kreislauf. Bereits vor Beginn der Studie wurde deshalb die einheitliche Handhabung der zusätzlichen Medikation und therapeutischen Maßnahmen festgelegt.

Prämedikation. Die Prämedikation wurde für alle Patienten einheitlich wie folgt durchgeführt:

Am Abend vor der Operation erhielten alle Patienten 10 mg Diazepam und 0,1–0,2 g Phenobarbital (Luminal) oral und 1 h vor Ankunft im Operationssaal 10 mg Diazepam intramuskulär. Die eigentliche Prämedikation mit 1 mg/kg Pethidin, 5 mg Dehydrobenzperidol, 25 mg Promethazin und 0,5 mg Atropin erfolgte erst 10–15 min vor Einleitung der Narkose intravenös.

Beatmung und inspiratorische O_2-Konzentration. Nach der Intubation erfolgte die Beatmung kontrolliert mit einem druckgesteuerten Respirator im halbgeschlossenen System. Der Frischgaszufluß bestand aus Lachgas (2 l) und O_2 (2 l). Wie aus Tabelle 8 zu ersehen ist, wurden die Patienten der 3 Narkosegruppen, bezogen auf das Körpergewicht, mit einem gleichgroßen Atemminutenvolumen (umgerechnet auf BTPS) bei gleicher Atemfrequenz ventiliert. Bei dieser Beatmung resultierte ein Kohlensäurepartialdruck im arteriellen Blut zwischen 35 und 45 mmHg ($\approx$ 4,7–5,3 kPa).

Nach Verschluß des Abdomens atmeten die Patienten zunächst spontan über den Tubus und wurden bei ausreichender Spontanatmung im Operationssaal extubiert.

Relaxantien. Da die Epiduralanästhesie in der Regel bei Operationsbeginn eine ausreichende Muskelentspannung bot, wurde in dieser Gruppe auf die zusätzliche Medikation mit Muskelrelaxantien verzichtet. In den beiden Vergleichsgruppen wurden Relaxantien in folgender Dosierung gegeben:

Bezogen auf das Gewicht betrug während der 5- bis 6stündigen Operation die Pancuroniumdosis in der Halothangruppe 0,186 ± 0,05 mg/kg und in der Neuroleptgruppe 0,205 ± 0,054 mg/kg.

Tabelle 8. Beatmung der Patienten in den 3 Narkosegruppen intraoperativ (BTPS, „body temperature and pressure, saturated")

Meßgrößen	NLA	Halothan	Epidurale
$N_2O:O_2$	50	50	50
Atemfrequenz/min	10	10	10
Atemminutenvolumen (ml/min/kg BTPS)	108,2 ± 9,3	108,1 ± 9,7	108,6 ± 9,1

Bei 14 von 23 Patienten der Epiduralgruppe reichte beim Verschluß der Laparotomie die motorische Blockade zur Muskelentspannung nicht mehr aus, so daß eine zusätzliche Relaxation am Ende der Narkose erforderlich war. Bei 11 Patienten genügte eine einmalige Injektion von 50 mg Succinylcholin, bei 3 Patienten wurde einmalig 0,8 mg/kg Pancuronium gegeben.

Volumenersatz. In Anlehnung an die Ergebnisse von Thompson et al. (1968, 1975) erhielten die Patienten aller 3 Narkosegruppen intraoperativ Infusionen. Dabei verhielt sich die infundierte isotone Elektrolytlösung zur isotonen Glukoselösung wie 3:1. Bereits vor Narkosebeginn hatten alle Patienten mindestens 1000 ml Elektrolytlösung erhalten. Die durchschnittliche Gesamtinfusionsmenge betrug in jeder Narkosegruppe 4200 ml. Wie aus Tabelle 9 hervorgeht, bestand zwischen den einzelnen Narkosegruppen kein Unterschied in bezug auf die Infusion mit Elektrolyten und den Volumenersatz.

Blutverluste wurden bis zu einem Hämatokrit von 30% mit Elektrolytlösungen und Humanalbumin 5%ig ersetzt. Erst beim Absinken des Hämatokrit unter diesen Wert erhielten die Patienten Bluttransfusionen (Tabelle 9).

Zur Vermeidung von Hypotensionen beim Öffnen der Aortenklemme wurden 10 min vor Freigabe der Strombahn 500 ml Plasma und 500 ml Humanalbumin 5%ig in den 3 Narkosegruppen infundiert.

Sympathikomimetika. Gelegentlich fiel bei der Einleitung der Narkose der systolische Blutdruck auf Werte unter 70 mmHg ($\approx$ 9,3 kPa) ab. Gelang die Anhebung des Blutdrucks durch alleinige Volumengabe nicht, so wurde 0,5 ml Akrinor intravenös injiziert.

Abfälle des arteriellen Blutdrucks, die die Behandlung mit Akrinor notwendig machten, wurden in der Neuroleptanästhesie bei 4 Patienten, in der Halothangruppe bei 6 Patienten und in der Epiduralanästhesie bei 5 Patienten beobachtet.

Wenn eine manifeste Herzinsuffizienz während der Narkose mit den Symptomen einer Tachykardie, einem erniedrigten Herzzeitvolumen und arteriellem Blutdruck bei erhöhtem zentralvenösen Druck bestand, wurde mit Dopamin behandelt. Die Therapie eines derart bedrohlichen Kreislaufzustands wurde bei 3 Patienten in der Einleitungsphase der Halothannarkose mit Dopamin in der Dosierung von 750 μg/min notwendig. Die Infusion erfolgte dabei kontinuierlich über einen Perfusor (Braun-Melsungen) für 1 h und konnte in allen Fällen vor Abklemmen der Aorta beendet werden.

Operative Technik. Da auch das postoperative Vorgehen des einzelnen Chirurgen einen Einfluß auf die Herzkreislauffunktion während Narkose und Operation haben kann, wurde die Operation nur von 2 Teams durchgeführt. Weiterhin wurden nur Patienten in die Studie aufgenommen, bei denen das operative Vorgehen in typischer Weise erfolgte. Der operative

Tabelle 9. Intraoperative Infusions- und Transfusionsvolumina. Mittelwerte $\overline{x}$, Standardabweichung s

Infusions- bzw. Transfusionslösungen	NLA	Halothan	Epidurale
	$\overline{x}$ s	$\overline{x}$ s	$\overline{x}$ s
Elektrolyte (ml)	4059 ± 1254	3918 ± 1475	4824 ± 1612
Volumenersatz (ml)	2182 ± 882	2140 ± 846	2007 ± 639

Zugang wurde bei allen Patienten durch eine quere Oberbauchlaparotomie transperitoneal gewählt.

Nach Eventration des Dünndarms und Eröffnen des Retroperitoneums wurde die Aorta abdominalis infrarenal freipräpariert und angeschlungen. Nach Präparation der distalen Anschlußstellen und der intravenösen Gabe von 5000 Einheiten Heparin wurde die Aorta infrarenal aus der Strombahn ausgeklemmt. Die Aorta abdominalis wurde durchtrennt und eine Dacron-Y-Prothese proximal als End-zu-End-Anastomose und eine distale Anastomose mit der A. femoralis oder A. iliaca externa eingenäht. Nach Kontrolle der Durchblutung im rekonstruierten Gefäßbereich mit der elektromagnetischen Flußmessung (Sandmann) erfolgte der Wundverschluß.

Damit war eine weitgehend gleichartige Durchführung der Narkose und Operation in den 3 Narkosegruppen gewährleistet. Die induzierten Änderungen der Herzkreislauffunktion und des Metabolismus sind deshalb als narkosespezifisch anzusehen und eine statistische Überprüfung der gewonnenen Daten ist möglich.

3 Untersuchte Kreislaufparameter und statistische Auswertung

3.1 Gemessene und berechnete Kreislaufparameter

Zur quantitativen Analyse der Narkosewirkung auf Kreislauf und Metabolismus wurden die in Tabelle 10 zusammengestellten Parameter kontinuierlich bzw. diskontinuierlich gemessen. Einzelheiten zu den Meßverfahren der verschiedenen Kreislaufparameter (Herzfrequenz, arterieller Mitteldruck, Drücke im rechten Vorhof, in der A. pulmonalis und den Lungenkapillaren sowie des Herzminutenvolumens) sind im Anhang dargestellt. Aus den gemessenen Kreislaufparametern wurden die in Tabelle 11 aufgeführten Variablen berechnet.

Aus technischen Gründen war es nicht immer möglich, alle Parameter zu untersuchen. Die Anzahl der Patienten, bei denen ein Parameter untersucht wurde, ist in den entsprechenden Abbildungen bzw. Tabellen angegeben.

Die Narkoseführung berücksichtigte das Verhalten der Herzfrequenz, des arteriellen Mitteldrucks, der rechtskardialen Drücke sowie des Herzzeitvolumens. Für die Einstellung der Beatmungsvolumina wurden die im arteriellen und gemischt-venösen Blut gewonnenen Befunde der Blutgasanalyse und des Säurebasenstatus verwertet. Der O_2-Gehalt im arteriellen und im gemischt-venösen Blut wurde nach der von Nunn u. Matthews (1959) angege-

Tabelle 10. Kontinuierliche und diskontinuierliche, direkt gemessene Parameter (weitere Angaben über verwendete Methoden und Geräte sind im Anhang zusammengestellt)

Parameter	Einheit
a) Kontinuierlich bestimmte Kreislaufgrößen	
Herzfrequenz	Schläge/min
Arterieller Mitteldruck	mmHg[a]
Druck im rechten Vorhof	mmHg
Druck in der A. pulmonalis	mmHg
Temperatur	°C
b) Diskontinuierlich bestimmte Parameter	
Lungenkapillardruck	mmHg
Atemminutenvolumen	l/min
Atemzugvolumen (VT)	l/Hub (l bzw. ml BTPS)
Atemfrequenz	Hübe/min
Sauerstoffpartialdruck im arteriellen und im gemischt venösen Blut (p_aO_2, p_vO_2)	mmHg
Kohlensäurepartialdruck im arteriellen und im gemischt venösen Blut (p_aCO_2, p_vCO_2)	mmHg
Hämoglobin	g/100 ml
pH-Werte im arteriellen und im gemischt venösen Blut	pH-Einheiten
Laktat im gemischt venösen Blut	mg/100 ml
Sauerstoffsättigung des Hämoglobins im arteriellen und im gemischt venösen Blut (S_aO_2, S_vO_2)	Sätt-% (ml/100 ml)
Blutvolumen	l
Herzminutenvolumen ($\dot{Q}$)	l/min

[a] 1 mmHg = 133,322 Pa

Tabelle 11. Berechnete Kreislaufparameter (Formeln s. Anhang)

Herzindex	$l/min/m^2$
Schlagindex	$ml/Herzschlag/m^2$
Linksventrikuläre Minutenarbeit (LVMW)	m kg/min
Linksventrikuläre Schlagarbeit (LVSW)	cm g/s
Totaler peripherer Widerstand	dyn[a] s cm^{-5}
Pulmonalarterienwiderstand	dyn s cm^{-5}

[a] 1 dyn = 10^{-5} N

Tabelle 12. Zeitschema des operativen Verlaufs

	Zeitpunkt	
	Anfang	Ende
Phase I	Präoperative Kontrolle	Vor „Aorta zu"
Phase II	„Aorta zu"	Freigabe der Strombahn
Phase III	Freigabe des 1. distalen Schenkels	Vor Freigabe des 2. distalen Schenkels
Phase IV	Freigabe des 2. distalen Schenkels	Narkoseende

benen Formel berechnet. Daraus ließen sich durch Multiplikation des Herzzeitvolumens mit dem O_2-Gehalt des arteriellen Bluts bzw. mit der arteriovenösen Gehaltsdifferenz O_2-Transport bzw. -aufnahme ermitteln.

Nachdem die genannten Parameter präoperativ bestimmt worden waren, ergaben sich die weiteren Meßpunkte aus dem Operationsablauf. Das sich ergebende Schema ist in Tabelle 12 wiedergegeben.

Die Phase I ist der Beginn der Operation. Sie umfaßt die Zeitpunkte „präoperativ" bis „vor Abklemmen der Aorta". Die individuellen Zeitspannen dieser Phase differieren geringfügig. Die Zeitmuster sind vom medizinischen Standpunkt aus als kongruent anzusehen.

In der Phase II werden chirurgische Manipulationen vorgenommen. Nach der Aortenabklemmung („Aorta zu") sind die Zeitmuster für alle Patienten gleich. Die Messungen wurden nach 1, 5, 10 und 30 min vorgenommen. Weitere bedeutende Phasen im Verlauf der Operation sind die Freigabe des 1. distalen Schenkels (Phase III) und die Freigabe des 2. distalen Schenkels der Y-Prothese (Phase IV). Die Messungen erfolgten wiederum nach 1, 5 und 10 min. Der zeitliche Abstand zwischen der Phase III und IV variierte individuell.

3.2 Statistische Auswertung

3.2.1 Aufbereitung der Daten

Die Untersuchungsergebnisse wurden zunächst auf ein eigens entwickeltes Ablochschema eingetragen und von dort auf Lochkarten übertragen. Zur weiteren Auswertung und Bereinigung der Daten stand eine Telefunken TR 445 Rechenanlage im Rechenzentrum der Universität Düsseldorf zur Verfügung.

Die Kreislaufgrößen wie Herz- und Schlagindex, totaler peripherer Widerstand, O_2-Verbrauch etc. (Formeln s. Anhang) wurden mit Hilfe des Fortran-IV-Programms berechnet. Die Berechnung der Mittelwerte und Standardabweichungen erfolgte dann mit Hilfe des Programmpakets SPSS (statistical package for the social sciences).

3.2.2 *Kriterien für die Verlaufsbeurteilung*

Die Herzkreislauffunktion und ihre Auswirkung auf den Metabolismus werden nach 2 Gesichtspunkten beurteilt:
1. nach dem Niveau charakteristischer hämodynamischer und metabolischer Variablen wie Herzfrequenz, arterieller Mitteldruck, zentralvenöser Druck, Herz- und Schlagindex, totaler peripherer Widerstand, pH-Wert im arteriellen und venösen Blut, arteriovenöse O_2-Differenz, O_2-Aufnahme und -Transport während der Narkose und Operation und
2. nach dem Reaktionsmuster der Parameter auf chirurgische Eingriffe wie das Abklemmen und die Wiederfreigabe der Aorta abdominalis, d.h. danach, ob z.B. die Herzfrequenz in der Abklemmphase der Aorta in den verschiedenen Narkosegruppen einheitlich ist oder ob die Kurvenprofile unterschiedliche Verhaltensmuster aufzeigen.

ad 1) Niveauvergleich. Der Vergleich der Niveaus in den Verlaufskurven der untersuchten Kreislaufparameter erfolgte für ausgewählte wichtige Zeitpunkte mit einer einfachen Varianzanalyse. Die Zeitpunkte ergaben sich aus Anfang und Ende der in 3.1 gegebenen Phasen der Operation. Es interessierten dabei nur die Unterschiede zwischen der Referenzgruppe (Neuroleptanästhesie) und jeweils einer Vergleichsmethode (Halothan- oder thorakale Epiduralanästhesie). Die Ergebnisse der Niveauvergleiche sind in den Tabellen 13–31 zusammengestellt. Die Kennzeichnung signifikanter Unterschiede zwischen den Gruppen wurde wie folgt vorgenommen:

p-Wert	*Kennzeichnung*
$> 0{,}05$	ns
$< 0{,}05$	x
$< 0{,}01$	xx
$< 0{,}001$	xxx

Die p-Werte in den Tabellen beziehen sich jeweils auf den einzelnen statistischen Test. Bei der Vielzahl der durchgeführten statistischen Vergleiche, die jedoch alle durch die Fragestellung gegeben waren, ist zu berücksichtigen, daß die p-Werte insgesamt höher anzusetzen sind.

ad 2) Reaktionsmuster. Neben den Niveauunterschieden sind die Reaktionsmuster charakteristischer hämodynamischer Variablen wie Herzfrequenz, arterieller Mitteldruck und totaler peripherer Widerstand auf das Abklemmen und die Wiederfreigabe der Aorta ein wesentliches Kriterium für die Beurteilung der Kreislaufwirkung. Dabei ist von besonderem Interesse, ob die Reaktion eines Parameters auf die verschiedenen Eingriffe über einen bestimmten Zeitraum in den einzelnen zur Diskussion stehenden Narkoseverfahren einheitlich ist und ob die Reaktionsmuster zwischen den Narkoseverfahren sich unterscheiden.

Werden die Mittelwertskurven zur Beurteilung der Reaktionsmuster herangezogen, so besteht durch ein abweichendes Verhalten im Einzelfall die Gefahr, daß dadurch das Kurvenprofil der betreffenden Narkosegruppe verzerrt wird. Um dies auszuschließen, werden die Kurven rangtransformiert. Die Mittelwerte dieser Kurven sind robust gegenüber derartigen „Ausreißern". Sie eignen sich daher zur Kontrolle der Mittelwertskurven, wenn in der betrachteten Gruppe nicht zwei oder mehrere Untergruppen mit extrem unterschiedlichen Reaktionsmustern vorhanden sind. Zur weiteren Kontrolle werden daher in den klinisch bedeutsamen Zeitabschnitten die individuellen Kurven daraufhin untersucht, ob sie im Profil ähnlich sind. Es zeigt sich, daß die unterschiedlichen Formen der Mittelwertskurven nicht auf einzelne „Ausreißer" zurückzuführen sind.

Für einige interessante Operationsphasen werden Tests auf Profilunterschiede durchgeführt. Diese Untersuchungen sind notwendig, da die Gefahr besteht, daß die Aussagen, die durch den Vergleich von Mittelwertskurven gewonnen werden, nur das Reaktionsverhältnis von Extremfällen widerspiegeln.

Die Ergebnisse bisheriger Studien teilen eine solche kritische Analyse nicht, so daß die daran gemachten Aussagen fragwürdig sind. Wenn daher im folgenden von Unterschieden im Verlauf der Mittelwertskurven die Rede ist, so sind diese Unterschiede immer durch obiges Analyseverfahren belegt. Eine eingehende Beschreibung des Verfahrens geben Lehmacher u. Wall (1978). Das Auswertprogramm ist in der Programmbibliothek des Rechenzentrums der Universität Düsseldorf enthalten.

4 Ergebnisse

4.1 Einfluß der Narkose auf die Parameter des arteriellen Hochdrucksystems

Im Hinblick auf den kardialen O_2-Verbrauch einerseits und die Transportfunktion für O_2 in die Gewebe andererseits ist das Verhalten der Parameter des arteriellen Hochdrucksystems von besonderem Interesse. Dabei ergibt sich aus Abb. 2 und 3, daß sich die Herzfrequenz und der arterielle Mitteldruck sowie der totale periphere Widerstand in der Anfangsphase der Operation in Abhängigkeit vom Narkoseverfahren deutlich verschieden verhalten. Dies trifft aber, wie Abb. 2 zeigt, nicht für den Herzindex zu. Vielmehr haben die verschiedenen Narkoseverfahren keinen eindeutig determinierenden Einfluß auf den Herzindex.

Die sich daraus ergebenden Aspekte für den myokardialen O_2-Verbrauch und den O_2-Transport in die Gewebe sollen später näher erörtert werden.

Das Verhalten der einzelnen Parameter des Hochdrucksystems während des gesamten Operationsablaufs ist anhand der Mittelwerte und der Standardabweichungen in Abb. 2 und 3 wiedergegeben. Die zahlenmäßige Darstellung der Meßergebnisse und die Angabe von Niveauunterschieden zwischen den Narkosegruppen sind in den Tabellen 13–18 aufgelistet.

4.1.1 Herzfrequenz

Die Mittelwertkurven der Herzfrequenz zeigen in Abb. 2 während des gesamten Operationsverlaufs eine auffällige Gruppierung (Tabelle 13). Bereits vor Abklemmen der Aorta ist die Herzfrequenz in der Halothan- und Neuroleptgruppe auf ein mittleres Niveau von 80 Schlägen/min angestiegen und in der Epiduralgruppe auf ein mittleres Niveau von 70 Schlägen/min abgefallen. Der Varianzbereich liegt in der Neuroleptgruppe zwischen 50 Schlägen/min (1 Patient) und 140 Schlägen/min (2 Patienten) und in der Halothangruppe zwischen 60 und 150 Schlägen/min. Die Varianzbreite ist in der Epiduralgruppe mit 50–90 Schlägen/min (je 1 Patient) deutlich geringer und im unteren Spektrum der Herzfrequenz angesiedelt. Dieser Tatsache tragen die Standardabweichungen der Mittelwerte ($\bar{x}$ und s) in den einzelnen Gruppen Rechnung. Sie sind in der Neurolept- und Halothangruppe hoch und überlappend und in der Epiduralgruppe deutlich geringer und nicht überlappend.

Entsprechend ergibt sich aus der mittleren prozentualen Zunahme der Herzfrequenz im Operationsverlauf gegenüber präoperativ von 14,6% ± 4,9% in der Neuroleptgruppe und von 9,9% ± 4,4% in der Halothangruppe in beiden Gruppen eine relative Tachykardie. Die mittlere prozentuale Abnahme der Herzfrequenz von 8,0% ± 3,6% weist in der Epiduralgruppe dagegen eine relative Bradykardie aus. Dabei zeigen die Standardabweichungen geringe Änderungen der mittleren Herzfrequenz an, die durch das Abklemmen bzw. die Wiederfreigabe der Aorta induziert werden.

So nimmt die Herzfrequenz in der Neuroleptgruppe sowohl bei Abklemmen wie bei Wiederfreigabe der Aorta geringfügig zu. In den beiden Vergleichstechniken dagegen wird die Herzfrequenz beim Abklemmen geringfügig reduziert und bei der Wiederfreigabe geringfügig beschleunigt oder ändert sich nicht (Abb. 2, Tabelle 13).

4.1.2 Arterieller Mitteldruck

Ebenso wie für die Herzfrequenz lassen sich anhand der Mittelwertskurven des arteriellen Mitteldrucks 2 Kurvengruppen mit eindeutig unterschiedlichem Niveau erkennen (Abb. 2, Tabelle 14). Wiederum stellt sich in der Neuroleptgruppe der arterielle Mitteldruck höher

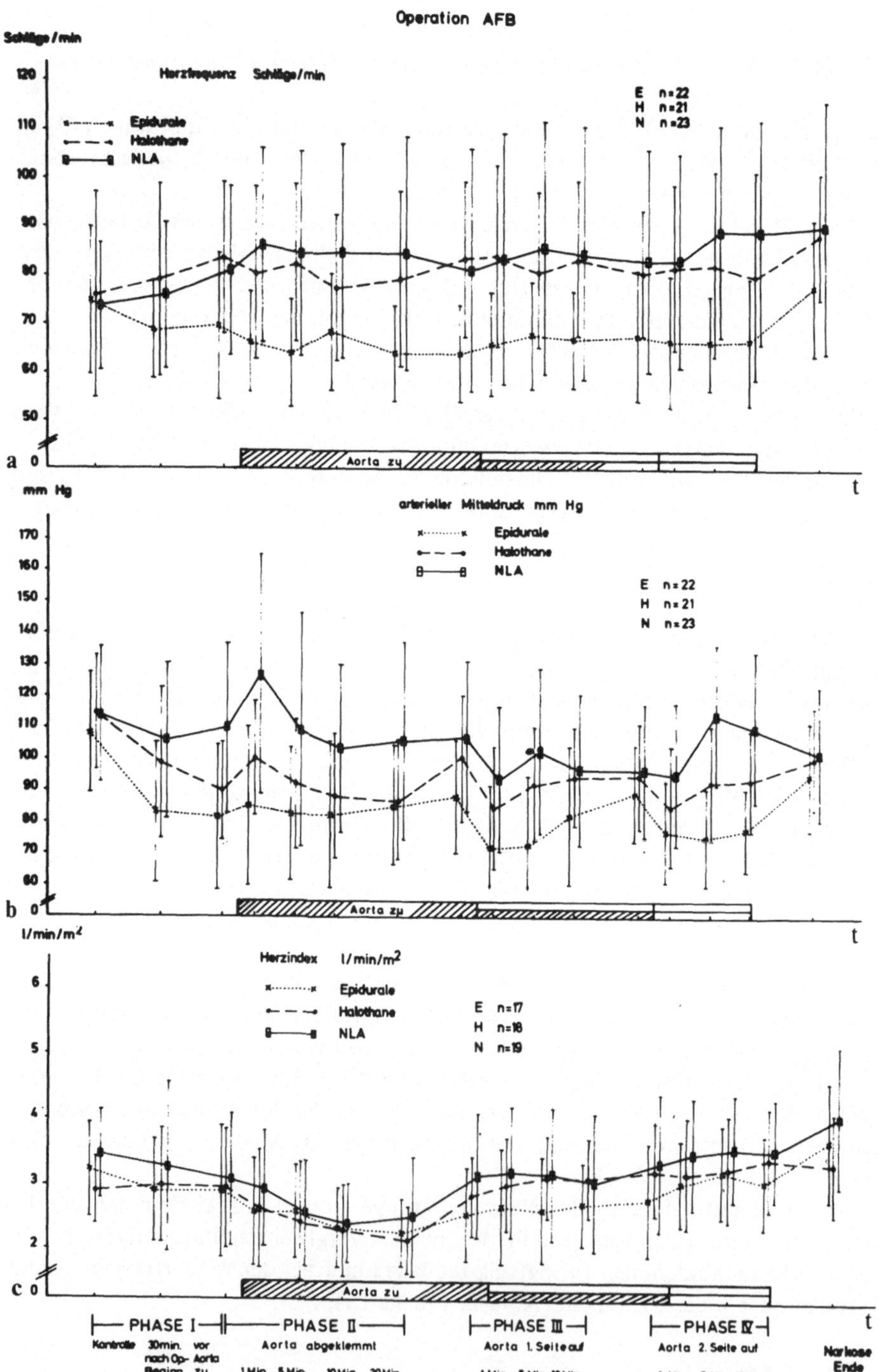

Abb. 2a–c. Verlaufskurven der Mittelwerte $\bar{x}$ und Standardabweichungen s von Herzfrequenz (a), arteriellem Mitteldruck (b) und Herzindex (c) in den 3 Narkosegruppen während der Phasen I–IV der Implantation eines aortofemoralen Bypass. Herzfrequenz und arterieller Mitteldruck sind während der Phasen I–IV in der Neuroleptgruppe deutlich höher als in der Epiduralgruppe. Bei gleicher Herzfrequenz ist der arterielle Mitteldruck in der Halothangruppe im Vergleich zur Neuroleptgruppe relativ niedriger. Trotz dieser Unterschiede reagiert der Herzindex in den Gruppen gleich. Ergebnisse der Varianzanalyse s. Tabellen 13–16

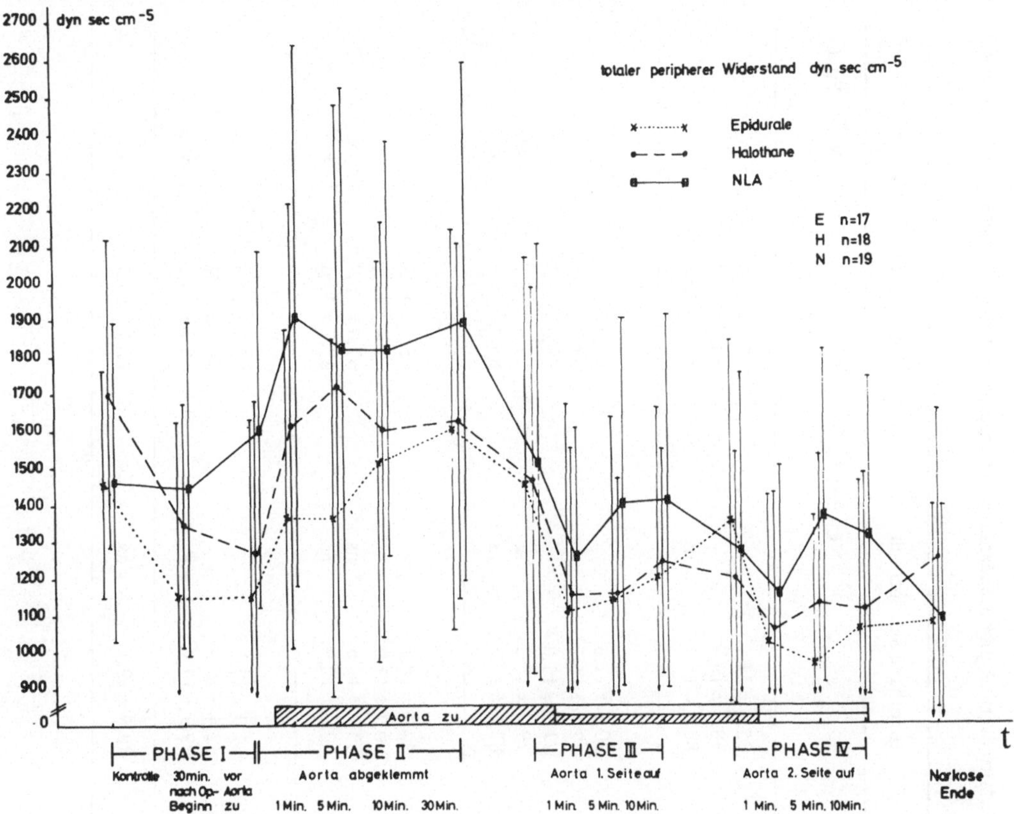

Abb. 3. Totaler peripherer Widerstand (dyn s cm^{-5}) während Implantation eines aortofemoralen Bypass. Verlaufskurven der Mittelwerte $\overline{x}$ und Standardabweichungen s in den 3 Narkosegruppen während der Phase I–IV. Das Niveau der Mittelwertskurven stellt sich in der Neuroleptgruppe höher über dem gesamten Operationsverlauf dar als in den beiden Vergleichsgruppen. Es wird zusätzlich beeinflußt durch die Maßnahme des Abklemmens der Aorta (Phase II) und die Wiederfreigabe der distalen Anastomose (Phase III und Phase IV). Aufgrund der großen Standardabweichungen sind die unterschiedlichen Niveaus nur zu Beginn der Operation statistisch gesichert

dar als in der Epiduralgruppe. Aber auch die Halothangruppe weist ein im Vergleich zur Referenzgruppe deutlich niedrigeres Druckniveau auf. Dabei ändert sich das mittlere Druckniveau in der Neuroleptgruppe gegenüber dem präoperativen Kontrollwert nicht wesentlich. In der Epidural- und Halothangruppe ist es dagegen bereits vor Abklemmen der Aorta deutlich gesenkt.

Die mittlere prozentuale Änderung des arteriellen Mitteldrucks im Operationsverlauf beträgt entsprechend in der Neuroleptgruppe –7,3% ± 7,7%, in der Halothangruppe –19,4% ± 4,7% und in der Epiduralgruppe –23,8% ± 5,9%. Bei einer insgesamt geringen Abnahme des Drucks in der Referenzgruppe weist die relativ hohe Standardabweichung der mittleren Änderung auf stärkere Schwankungen im Verlauf der Operation hin.

So wird durch das Abklemmen der Aorta bei der Mehrzahl der Patienten (n = 20) in der Neuroleptgruppe eine kurzfristige Anhebung des arteriellen Druckniveaus und durch die Wiederfreigabe der beiden distalen Anastomosen jeweils eine kurzfristige Senkung indiziert. Drei Patienten dieser Narkosegruppe zeigten z.B. beim Abklemmen der Aorta mit

Tabelle 13. Herzfrequenz (Schläge min^{-1}) in den Operationsphasen I bis IV. Mittelwerte $\bar{x}$ und Standardabweichungen s in den Narkosegruppen. NLA: $n = 23$, Halothane: $n = 21$, Epidurale: $n = 22$; Kennzeichnung der p-Werte s. S. 17

Phase	Zeitpunkt	NLA Schläge/min	Halothane Schläge/min		Epidurale Schläge/min	
		$\bar{x}$ s	$\bar{x}$ s	NLA : Hal p	$\bar{x}$ s	NLA : Epid p
I	Präoperativ	73,7 ± 13,2	75,8 ± 21,1	ns	74,7 ± 15,1	ns
	30 min nach Operationsbeginn	75,8 ± 14,6	78,6 ± 19,9		68,7 ± 10,1	
	Vor „Aorta zu“	80,9 ± 17,4	83,7 ± 15,7	ns	69,2 ± 15,5	x
II	Aorta abgeklemmt					
	1 min	86,1 ± 20,2	80,1 ± 17,6		66,0 ± 10,3	
	5 min	83,9 ± 20,8	82,4 ± 16,3		63,8 ± 11,1	
	10 min	84,5 ± 21,8	77,3 ± 15,0		68,0 ± 12,1	
	30 min	84,5 ± 24,8	79,2 ± 17,3	ns	64,0 ± 9,8	xxx
	Vor Freigabe	81,4 ± 25,6	83,6 ± 16,2	ns	63,9 ± 9,9	xx
III	Freigabe der 1. Seite					
	1 min	83,4 ± 26,0	84,1 ± 18,7		65,1 ± 11,7	
	5 min	85,6 ± 25,8	80,7 ± 17,0		67,4 ± 11,2	
	10 min	84,1 ± 25,9	83,7 ± 13,6	ns	67,0 ± 10,0	xx
	Vor Freigabe der 2. Seite	83,2 ± 23,3	80,1 ± 12,9	ns	67,7 ± 13,5	x
IV	Freigabe der 2. Seite					
	1 min	83,2 ± 21,8	81,9 ± 17,1		66,7 ± 13,6	
	5 min	89,2 ± 21,7	82,4 ± 18,9		66,1 ± 9,7	
	10 min	89,1 ± 23,1	79,9 ± 17,9	ns	66,3 ± 13,1	xxx
	Narkoseende	90,5 ± 25,9	88,5 ± 13,2	ns	77,4 ± 14,3	x

Tabelle 14. Arterieller Mitteldruck (mmHg) in den Operationsphasen I bis IV. Mittelwerte $\bar{x}$ und Standardabweichungen s in den Narkosegruppen. NLA n = 23, Halothane n = 21, Epidurale n = 22; Kennzeichnung der p-Werte s. S. 17

Phase	Zeitpunkt	NLA mmHg	Halothane mmHg		Epidurale mmHg	
		$\bar{x}$ s	$\bar{x}$ s	NLA : Hal p	$\bar{x}$ s	NLA : Epid p
I	Präoperativ	114,1 ± 21,4	115,0 ± 18,1	ns	107,2 ± 18,5	ns
	30 min nach Operationsbeginn	106,1 ± 24,6	98,0 ± 24,1		82,9 ± 22,0	
	Vor „Aorta zu“	111,0 ± 27,2	89,9 ± 15,3	xx	81,4 ± 23,0	xxx
II	Aorta abgeklemmt					
	1 min	127,6 ± 37,9	106,7 ± 17,9		85,0 ± 25,5	
	5 min	108,9 ± 36,9	92,1 ± 20,6		83,5 ± 21,4	
	10 min	103,0 ± 26,5	88,2 ± 19,6		83,1 ± 23,3	
	30 min	106,1 ± 31,5	86,4 ± 19,1	x	85,2 ± 19,3	x
	Vor Freigabe	107,7 ± 23,9	100,7 ± 20,1	ns	87,9 ± 18,3	xx
III	Freigabe der 1. Seite					
	1 min	93,6 ± 23,4	84,7 ± 19,6		71,6 ± 20,2	
	5 min	102,7 ± 26,3	91,7 ± 18,3		72,6 ± 22,4	
	10 min	96,5 ± 24,0	94,7 ± 15,6	ns	81,6 ± 22,1	x
	Vor Freigabe der 2. Seite	96,8 ± 21,0	95,1 ± 16,6	ns	89,4 ± 14,9	ns
IV	Freigabe der 2. Seite					
	1 min	94,9 ± 22,5	84,8 ± 19,1		77,3 ± 15,9	
	5 min	114,5 ± 22,0	92,3 ± 18,3		75,4 ± 15,6	
	10 min	109,8 ± 24,4	92,6 ± 16,2	x	77,7 ± 13,4	xxx
	Narkoseende	102,3 ± 21,2	100,3 ± 16,3	ns	94,8 ± 17,4	ns

einem akuten Druckabfall von –23, –27 (≈ –3,1, –3,6 kPa) und –58 mmHg (≈ –7,7 kPa) ein entgegengerichtetes Verhalten. Entsprechend diesen erheblichen Streuungen im individuellen Verhalten des arteriellen Mitteldrucks, die während des gesamten Operationsverlaufs beobachtet werden, sind die Standardabweichungen sehr hoch und stark überlappend. In den beiden Vergleichsgruppen dagegen sind die Standardabweichungen der Mittelwerte geringer und überlappen weniger.

Daraus leitet sich sowohl für die Halothan- wie auch für die Epiduralgruppe eine geringere Streuung des individuellen Blutdrucks ab. Dabei schwankt die Änderung des arteriellen Mitteldrucks im Operationsverlauf in den beiden Gruppen ebenfalls weniger stark. Die Fluktuationen bewegen sich um das im Mittel gesenkte Druckniveau. Das Verhalten des arteriellen Mitteldrucks während der Phasen I–IV wird unter Berücksichtigung der Art der Gefäßerkrankung in 4.2 eingehender analysiert.

4.1.3 Herzindex

Die Verlaufskurven des Herzindex dagegen lassen keine Gruppierungen in Abhängigkeit von der Narkose erkennen (Abb. 2, Tabelle 15), d.h. trotz unterschiedlichem Verhalten von Druck und Herzfrequenz ist der Parameter im Mittel in allen 3 Gruppen fast gleich. Während der Herzindex sich in der Anfangsphase der Operation gegenüber der präoperativen Kontrolle nur geringfügig ändert, nimmt er einheitlich in den 3 Narkosegruppen nach Abklemmen der Aorta um 20% ab. Lediglich auf die Infusion von 1000 ml Proteinlösung am Ende der Abklemmphase zeigt der Herzindex in Abhängigkeit vom Narkoseverfahren einen unterschiedlich starken Anstieg. Die Zunahme beträgt in der Neuroleptgruppe 20%, in der Halothangruppe 30% und in der Epiduralgruppe 13% (Abb. 2, Tabelle 15). Dadurch wird der Herzindex zu diesem Zeitpunkt in der Neuroleptgruppe mit $3{,}16 \pm 0{,}55\ l\ min^{-1}\ m^{-2}$ deutlich höher gemessen als in der Epiduralgruppe mit $2{,}56 \pm 0{,}74\ l\ min^{-1}\ m^{-2}$ ($p < 0{,}05$). Bereits 1 min nach Freigabe der distalen Strombahn sind diese Unterschiede im Niveau der Mittelwerte wieder ausgeglichen.

Im weiteren Verlauf nimmt der Herzindex in den 3 Narkosegruppen geringfügig weiter zu und ist am Ende der Narkose gegenüber der präoperativen Kontrolle in der Neuroleptanästhesie um 18%, in der Halothananästhesie um 14% und in der Epiduralanästhesie um 15% erhöht.

4.1.4 O_2-Transport

Neben dem Herzzeitvolumen (s. 4.1.3) wird der O_2-Transport wesentlich von der hämoglobingebundenen Transportkapazität des Blutes beeinflußt.

Wie aus dem gleichartigen Verhalten der beiden Faktoren Herzindex (Tabelle 15) und Hämoglobingehalt (Tabelle 16) in den Gruppen zu erwarten ist, ergibt die Berechnung des O_2-Transports keine Unterschiede zwischen den Narkoseverfahren (Tabelle 17). Entsprechend dem Verhalten des Herzindex nimmt der O_2-Transport während der Abklemmphase ab (Tabelle 17). In der Neuroleptgruppe beträgt die Abnahme im Mittel 26%, in der Halothangruppe im Mittel 18% und in der Epiduralgruppe im Mittel 32%. Nach Freigabe der Aorta steigt der O_2-Transport kontinuierlich wieder an und erreicht am Narkoseende die präoperativen Kontrollwerte (Tabelle 17), obwohl die hämoglobingebundene Transportkapazität in den 3 Gruppen deutlich vermindert ist (Tabelle 16).

Tabelle 15. Mittelwerte $\bar{x}$ und Standardabweichung s des Herzindex ($1\ min^{-1}\ m^2$) während der Phasen I bis IV in den Narkosegruppen. NLA $n = 19$, Halothane $n = 18$, Epidurale $n = 17$; Kennzeichnung der p-Werte s. S. 17

Phase	Zeitpunkt	NLA $1\ min^{-1}\ m^2$	Halothane $1\ min^{-1}\ m^2$		Epidurale $1\ min^{-1}\ m^2$	
		$\bar{x}$ s	$\bar{x}$ s	NLA : Hal p	$\bar{x}$ s	NLA : Epid p
I	Präoperativ	3,43 ± 0,68	2,93 ± 0,52	ns	3,22 ± 0,96	ns
	30 min nach Operationsbeginn	3,27 ± 1,28	2,99 ± 0,86		2,91 ± 0,76	
	Vor „Aorta zu“	3,06 ± 0,98	2,97 ± 0,91	ns	2,90 ± 0,99	ns
II	Aorta abgeklemmt					
	1 min	2,93 ± 0,87	2,65 ± 0,90		2,59 ± 0,78	
	5 min	2,57 ± 0,79	2,44 ± 0,87		2,58 ± 0,74	
	10 min	2,42 ± 0,58	2,31 ± 0,69		2,36 ± 0,59	
	30 min	2,50 ± 0,86	2,17 ± 0,50	ns	2,27 ± 0,52	ns
	Vor Freigabe	3,16 ± 0,95	2,83 ± 0,63	ns	2,56 ± 0,74	x
III	Freigabe der 1. Seite					
	1 min	3,22 ± 0,99	3,02 ± 0,71		2,68 ± 0,86	
	5 min	3,20 ± 1,01	3,13 ± 0,63		2,64 ± 0,79	
	10 min	3,06 ± 1,04	3,12 ± 0,60	ns	2,71 ± 0,64	ns
	Vor Freigabe der 2. Seite	3,35 ± 1,03	3,23 ± 0,69	ns	2,80 ± 0,85	ns
IV	Freigabe der 2. Seite					
	1 min	3,50 ± 0,84	3,21 ± 0,83		3,07 ± 0,65	
	5 min	3,59 ± 0,79	3,28 ± 0,79		3,21 ± 0,70	
	10 min	3,55 ± 0,61	3,42 ± 0,77	ns	3,08 ± 0,71	ns
	Narkoseende	4,06 ± 1,07	3,35 ± 0,77	x	3,70 ± 0,89	ns

Tabelle 16. Änderung des Hämoglobingehalts bis zum Narkoseende. Mittelwerte $\bar{x}$, Standardabweichungen s

	Präoperativ Hgb g/100 ml $\bar{x}$ s	Narkoseende Hgb g/100 ml Blut $\bar{x}$ s
NLA	15,3 ± 2,1	12,3 ± 1,9
Halothan	15,0 ± 1,7	11,8 ± 1,7
Epidurale	15,4 ± 1,3	11,8 ± 1,6

4.1.5 Totaler peripherer Widerstand

Bei einem offensichtlich gleichen Herzindex müssen die differenten Druckniveaus in den Narkosegruppen mit Unterschieden im widerstandsabhängigen Abstrom zusammenhängen. Dies bestätigt sich nur teilweise, denn nach Abb. 3 lassen sich für die Verlaufskurven des totalen peripheren Widerstands narkoseabhängige Niveaugruppierungen nur bedingt erkennen. Aufgrund der individuell sehr stark streuenden Werte, v.a. in der Neuroleptgruppe, stellen sich die Standardabweichungen sehr hoch überlappend dar, so daß sich nur in der Anfangsphase der Operation deutliche Niveauunterschiede zwischen der Neurolept- und der Halothangruppe auf der einen Seite und der Neurolept- und Epiduralgruppe auf der anderen Seite nachweisen lassen.

Danach findet sich in dieser Anfangsphase während der Neuroleptanästhesie (mit 1593 ± 475 dyn[1] s cm^{-5}) ein deutlich höherer totaler peripherer Widerstand als während der Epiduralanästhesie (mit 1137 ± 478 dyn s cm^{-5}) und der Halothannarkose (mit 1274 ± 407 dyn s cm^{-5}) (Abb. 3, Tabelle 18). Diese Gruppierung läßt sich, wenn auch nicht mehr so eindeutig, im weiteren Verlauf des Abklemmens und der Wiederfreigabe der Aorta erkennen. Jedoch sind die Niveauunterschiede nicht statistisch zu sichern.

Dies geht auch aus der Änderung des totalen peripheren Widerstands gegenüber der präoperativen Kontrolle hervor. Während sich infolge der Widerstandszunahme um 20% beim Abklemmen der Aorta und der Widerstandsabnahme um ebenfalls ca. 20% bei der Freigabe der Aorta in der Neuroleptgruppe der Parameter im Mittel (+1,8% ± 18,5%) nicht ändert, weist die hohe Standardabweichung auf diese starken Fluktuationen im Verlauf hin. In der Halothan- und Epiduralgruppe sind die prozentualen Änderungen mit einer Abnahme von 21,7% ± 12,9% bzw. 14,9% ± 13,3% eindeutiger und weniger starken Schwankungen unterworfen (Abb. 3).

4.2 Überprüfung der Reaktionsmuster der Parameter im arteriellen Hochdrucksystem während der operativen Phasen

Trotz der deutlichen Unterschiede in den Niveaus der Mittelwerte von Herzfrequenz, arteriellem Mitteldruck und totalem peripheren Widerstand ist zu klären, ob und inwieweit die dargestellten Niveauunterschiede tatsächlich repräsentativ für den einzelnen Patienten sind.

[1] 1 dyn = 10^{-5} N

Tabelle 17. Mittelwerte $\bar{x}$ und Standardabweichung s des Sauerstofftransports (ml O_2/min) STPD in den 3 Narkoseverfahren (Neurolept $n = 19$, Halothan $n = 17$, Epidural $n = 17$). Während des gesamten Operationsverlaufs ergeben sich keine Unterschiede zwischen den untersuchten Narkoseverfahren

Narkoseart	O_2-Transport (ml O_2/min)$_{STPD}$[a]					
	Präoperative Kontrolle	Vor „Aorta zu"	Vor „Aorta auf"	Nach Freigabe der 1. Seite	Nach Freigabe der 2. Seite	Narkoseende
	$\bar{x}$ s	$\bar{x}$ s	$\bar{x}$ s	$\bar{x}$ s	$\bar{x}$ s	$\bar{x}$ s
NLA	1070 ± 335	931 ± 425	797 ± 317	774 ± 347	943 ± 290	1112 ± 407
Halothan	860 ± 279	822 ± 366	703 ± 261	794 ± 312	857 ± 333	877 ± 136
Epidural	1013 ± 196	870 ± 226	690 ± 199	720 ± 140	789 ± 204	989 ± 259

[a] STPD Standard temperature (0 °C) and pressure [760 mmHg (≈ 101 kPa)], dry

Tabelle 18. Totaler peripherer Widerstand dyn[a] s cm^{-5} im Verlauf der Operationsphasen I–IV. Mittelwerte $\bar{x}$ und Standardabweichungen s in den Narkosegruppen NLA (n = 19), Halothan (n = 18), Epidural (n = 17); Kennzeichnung der p-Werte s. S. 17

Phase	Zeitpunkt	NLA dyn s cm^{-5}	Halothane dyn s cm^{-5}		Epidurale dyn s cm^{-5}	
		$\bar{x}$ ± s	$\bar{x}$ ± s	NLA : Hal p	$\bar{x}$ ± s	NLA : Epid p
I	Präoperativ	1453,7 ± 430,2	1699,1 ± 413,9	ns	1448,0 ± 308,1	ns
	30 min nach Operationsbeginn	1432,0 ± 452,5	1342,0 ± 334,6		1137,6 ± 468,7	
	Vor „Aorta zu“	1593,2 ± 475,3	1273,9 ± 407,4	x	1137,4 ± 478,1	xx
II	Aorta abgeklemmt					
	1 min	1910,1 ± 730,1	1621,3 ± 596,1		1365,8 ± 589,2	
	5 min	1825,7 ± 704,4	1721,1 ± 798,8		1359,3 ± 475,3	
	10 min	1816,0 ± 566,7	1594,9 ± 563,1		1517,0 ± 539,4	
	30 min	1886,4 ± 682,9	1628,0 ± 478,3	ns	1596,3 ± 535,7	ns
	Vor Freigabe	1507,5 ± 582,0	1468,0 ± 522,5	ns	1447,3 ± 615,7	ns
III	Freigabe der 1. Seite					
	1 min	1247,7 ± 391,3	1153,8 ± 403,4		1112,2 ± 507,0	
	5 min	1401,9 ± 489,1	1157,4 ± 309,7		1141,0 ± 492,4	
	10 min	1408,7 ± 544,4	1138,5 ± 311,9	ns	1196,7 ± 462,3	ns
	Vor Freigabe der 2. Seite	1273,8 ± 480,7	1191,4 ± 339,9	ns	1355,9 ± 483,4	ns
IV	Freigabe der 2. Seite					
	1 min	1152,1 ± 346,3	1169,9 ± 369,0		1019,4 ± 404,6	
	5 min	1360,7 ± 450,9	1131,5 ± 402,6		967,7 ± 398,3	
	10 min	1307,5 ± 433,1	1109,2 ± 370,2	ns	1056,2 ± 394,8	ns
	Narkoseende	1081,0 ± 313,3	1242,0 ± 406,3	ns	1071,2 ± 320,0	ns

[a] 1 dyn = 10^{-5} N

Die Überprüfung des Verhaltens der Parameter, für die ein Unterschied im Niveau der Mittelwertskurven gezeigt wurde, erfolgt deshalb anhand der Mittelwerte der rangtransformierten Verlaufskurven mit dem Lehmacher-Wall-Test. Das Testen der Herzfrequenz, des arteriellen Mitteldrucks und des totalen peripheren Widerstands wird im folgenden entsprechend der in 3.1 gegebenen Einteilung des Gesamtverlaufs in klinisch bedeutsame Einzelphasen näher erörtert.

4.2.1 Phase I: Narkose und Operation

Die Ausgangssituation vor Abklemmen der Aorta, wie sie sich anhand der mittleren Änderung der Parameter des Hochdrucksystems gegenüber der präoperativen Kontrolle am Ende der Phase I ergibt, ist im folgenden kurz skizziert.

Während in der Neuroleptgruppe der arterielle Mitteldruck (–3,5%) und der totale periphere Widerstand (+3%) im Mittel gegenüber der präoperativen Kontrolle praktisch unverändert ist, sind beide Parameter sowohl in der Epidural- (–23% bzw. –21%) wie in der Halothangruppe (–22% bzw. –25%) deutlich erniedrigt. Bei gleichem Herzindex findet sich in der Halothan- und Neuroleptgruppe eine relative Tachykardie (+10%) und in der Epiduralgruppe eine relative Bradykardie (–7%).

Bereits die Überprüfung dieser Ergebnisse am Beispiel der individuellen Reaktionen von Druck und Widerstand mit Hilfe der Häufigkeitsverteilung von Trends offenbart in den einzelnen Narkosegruppen ein variables Verhalten der beiden Parameter (Tabellen 19 und 20). Eine Hälfte der Patienten in Neuroleptanästhesie reagiert mit einem Anstieg des arteriellen Mitteldrucks von maximal 36 mmHg (≈ 4,8 kPa), die andere Hälfte mit einer Senkung von maximal 36 mmHg (≈ 4,8 kPa). In den beiden Vergleichstechniken weist die Mehrzahl der Patienten dagegen eine deutliche Drucksenkung auf. Lediglich 4 Patienten (1 Patient Halo-

Tabelle 19. Darstellung des individuellen Verhaltens des arteriellen Mitteldrucks bis zum Ende der Phase I in den 3 Narkosegruppen. Zahl in Klammern: Anzahl der Patienten, die Akrinor erhalten haben; H = Halothan, E = Epidural

	NLA *n*	H *n*	E *n*
Druckzunahme	9 (1)	1 (1)	3 (3)
Druckabnahme	10 (3)	16 (3)	14 (1)
Gesamt	19 (4)	17 (4)	17 (4)

Tabelle 20. Darstellung des individuellen Widerstandsverhaltens bis zum Ende der Phase I in den 3 Narkosegruppen. Zahl in Klammern: Anzahl der Patienten, die Akrinor erhalten haben; H = Halothan, E = Epidural

	NLA *n*	H *n*	E *n*
Widerstandszunahme	13 (1)	4 (1)	4 (3)
Widerstandsabnahme	6 (3)	13 (3)	13 (1)
Gesamt	19 (4)	17 (4)	17 (4)

than, 3 Patienten Epidural) zeigen eine gegensätzliche Druckreaktion. Der beobachtete Druckanstieg ist in diesen Fällen auf die Medikation mit Akrinor in der Einleitungsphase zurückzuführen. In der Neuroleptgruppe dagegen ist ein Druckanstieg nur bei einem von 9 Patienten durch Akrinor verursacht.

Ebenso ist die beobachtete Widerstandszunahme bei 4 von 8 Patienten in der Halothan- und Epiduralgruppe medikamentös verursacht. Im Verhalten des totalen peripheren Widerstands lassen sich, unabhängig von Akrinor in der Neuroleptgruppe, wenn auch weniger ausgeprägt als für den Druck, 2 Reaktionsmuster erkennen. Bei 13 Patienten steigt der Widerstand an und bei 6 Patienten fällt er ab.

Die Darstellung dieses Verhaltens von Druck und Widerstand als Mittelwerte der rangtransformierten Verlaufskurven (Abb. 4) ergibt die beiden folgenden Reaktionsmuster:

1. ein kontinuierlicher Anstieg des Widerstands in der Neuroleptgruppe, wobei der arterielle Mitteldruck nach einer initialen Abnahme bis zum Ende der Phase I wieder leicht ansteigt und
2. ein initialer Abfall der beiden Parameter in der Halothan- und Epiduralgruppe, wobei sich dieser Trend in der Halothangruppe bis zum Ende der Phase I fortsetzt. Während in der Epiduralgruppe nur der Widerstand weiter abnimmt, zeigt der arterielle Mitteldruck keine weiteren Änderungen des Verhaltens. Dabei ist das Druckverhalten in der Halothangruppe mit $p < 0{,}03$ und das Widerstandsverhalten mit $p < 0{,}04$ different im Vergleich zur Referenzgruppe.

Aufgrund der beschriebenen Untergruppen im Reaktionsverhalten der beiden Parameter sowohl unter Neurolept- wie unter Epiduralanästhesie ergibt der Lehmacher-Wall-Test keine eindeutigen Unterschiede der Kurvenprofile des arteriellen Mitteldrucks ($p < 0{,}1$) und des totalen peripheren Widerstands ($p < 0{,}06$) zwischen den beiden Narkosegruppen (Abb. 4).

Die Überprüfung der Herzfrequenz auf Unterschiede im Kurvenprofil mit dem Lehmacher-Wall-Test dagegen ergibt während der Phase I 2 charakteristische Reaktionstypen (Abb. 4):

1. einen kontinuierlichen Anstieg in der Halothan- und Neuroleptgruppe und
2. einen kontinuierlichen Abfall in der Epiduralgruppe.

Dieses Reaktionsmuster ist im Vergleich zur Neuroleptgruppe mit $p < 0{,}04$ verschieden.

In Abhängigkeit vom Narkoseverfahren ergeben sich somit zwar vor Abklemmen der Aorta deutliche Unterschiede hinsichtlich des Niveaus der Mittelwerte von Herzfrequenz, arteriellem Mitteldruck und totalem peripheren Widerstand, aber eine Relevanz im Verhalten der Kreislaufparameter kann für den einzelnen Patienten nicht immer nachgewiesen werden. So bestätigt sich die Stabilität des arteriellen Mitteldrucks und des totalen peripheren Widerstands, wie sie in den Mittelwerten zum Ausdruck kommt, für die Neuroleptanästhesie nicht. Vielmehr werden neben deutlichen Anstiegen von Druck und Widerstand etwa gleich häufig deutliche Senkungen beobachtet. In Hinblick auf den Energiebedarf des linken Herzens ergibt sich daraus etwa gleich häufig eine Zunahme bzw. Abnahme. Dabei ist nicht abzusehen, wie der einzelne Patient sich verhält.

Eindeutiger zeigt die Herzfrequenz, eine weitere wesentlich Determinante des myokardialen O_2-Bedarfs, eine Zunahme des Energiebedarfs in der Neuroleptanästhesie an.

In der Epiduralanästhesie bestätigt sich im Vergleich zur Neuroleptgruppe die energetisch günstigere Bradykardie. Dabei ist offensichtlich eine Druck- und Widerstandsentlastung durch dieses Narkoseverfahren im Vergleich zur Referenzmethode nur dann möglich, wenn die Medikation mit Akrinor vermieden wird. Ohne diese Einschränkung senkt Halothan die Druck- und Widerstandsbelastung des linken Herzens im Vergleich zur Neuro-

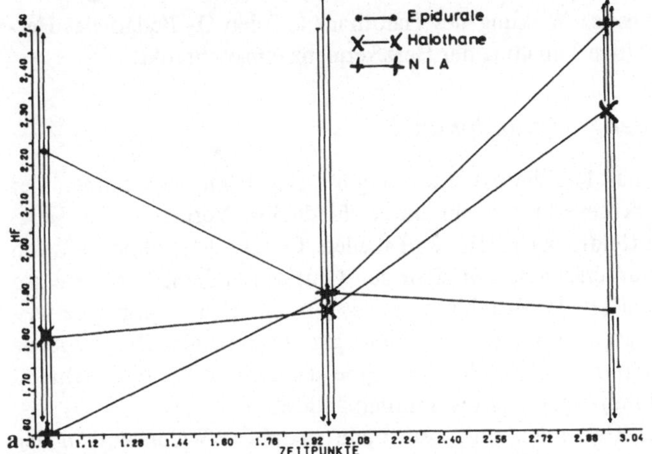

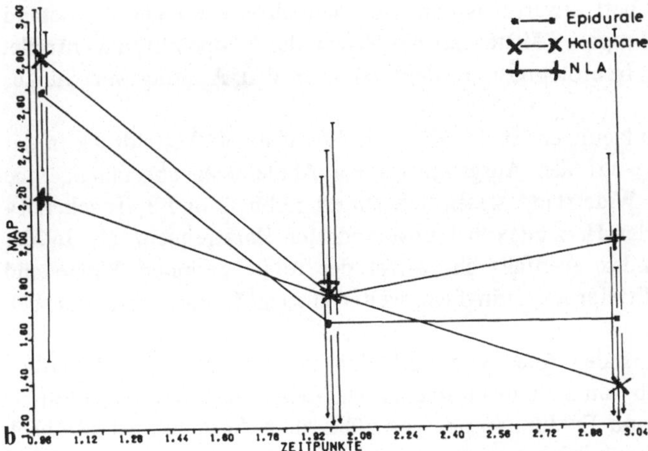

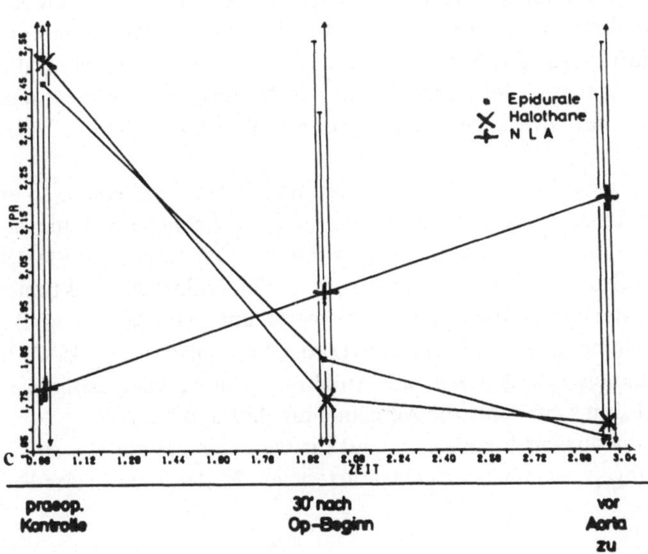

Abb. 4a–c. Mittelwerte $\overline{x}$ und Standardabweichung s der rangtransformierten Verlaufskurven von Herzfrequenz (HF) (a), arteriellem Mitteldruck (MAP) (b) und totalem peripheren Widerstand (TPR) (c) in den 3 Narkosegruppen während der Phase I (Narkose und Operation) (Epiduralanästhesie $n = 17$, Halothannarkose $n = 17$, Neuroleptnarkose $n = 19$). Die Profile der rangtransformierten Verlaufskurven stellen zwar das Verhalten der 3 Parameter wie in Abb. 2 und 3 dar. Die Überprüfung der Kurvenprofile zwischen den Narkoseverfahren mit dem Lehmacher-Wall-Test bestätigt aber nur für die Herzfrequenz ein unterschiedliches Verhalten zwischen Neurolept- und Epiduralgruppe ($p < 0,04$) und für den arteriellen Mitteldruck und totalen peripheren Widerstand zwischen Neurolept- und Halothangruppe ($p < 0,03$ bzw. $p < 0,04$)

leptanästhesie deutlich. Diese günstige Wirkung des Halothans auf den O_2-Bedarf des Herzens wird aber durch eine gleichzeitige Zunahme der Herzfrequenz eingeschränkt.

4.2.2 Phase II: Abklemmen der Aorta abdominalis

Ausgehend von der beschriebenen Kreislaufsituation ergibt sich beim Abklemmen der Aorta in den verschiedenen Narkoseverfahren ein unterschiedliches Verhalten der Herzfrequenz und des arteriellen Mitteldrucks (Abb. 2, Tabellen 13 und 14), ohne daß sich dadurch die bestehenden Niveauunterschiede zwischen den Gruppen ändern. Initial steigen die Herzfrequenz (8%) und der arterielle Mitteldruck (+14%) in der Neuroleptgruppe weiter an. In den beiden Vergleichsgruppen nimmt bei geringfügig abnehmender Herzfrequenz (–5%) der arterielle Mitteldruck nur in der Halothangruppe deutlich zu (+19%), während sich dieser Parameter in der Epiduralgruppe nicht wesentlich ändert.

Gleichzeitig zeigen aber der Herzindex und der totale periphere Widerstand in den 3 Narkosegruppen ein einheitliches Verhalten (Abb. 2 und 3). So nimmt bei geringfügig sinkendem Herzindex (Neurolept –5%, Halothan- und Epiduralgruppe jeweils –10%) der Widerstand im arteriellen Gefäßbett erwartungsgemäß zu. Jedoch erreicht der Widerstand in der Epidural- und Halothangruppe im Mittel nur das Niveau der präoperativen Kontrolle, während der Parameter in der Neuroleptgruppe deutlich über den Ausgangswert hinaus ansteigt.

Bereits 5 min nach dem Abklemmen ist der akut erhöhte arterielle Mitteldruck in der Neurolept- und Halothangruppe auf den Ausgangswert vor Abklemmen abgefallen, ohne daß sich der erhöhte periphere Widerstand wesentlich ändert (Abb. 2 und 3, Tabellen 14 und 18). Gleichzeitig nimmt der Herzindex bei unveränderter Herzfrequenz ab. In der Epiduralgruppe fällt der Herzindex ebenfalls ab, wobei der totale periphere Widerstand bei unverändertem arteriellen Mitteldruck geringfügig weiter ansteigt (Abb. 2 und 3, Tabellen 14 und 18).

Kurz vor Freigabe der 1. distalen Anastomose erhalten dann die Patienten einheitlich 1000 ml Proteinlösung innerhalb von 10 min infundiert. Dadurch ändert sich der arterielle Mitteldruck in der Neurolept- und Epiduralgruppe gegenüber dem Zeitpunkt 30 min nach Abklemmen der Aorta nur unwesentlich, während er in der Halothangruppe um 17% deutlich ansteigt (Abb. 2, Tabelle 14). Dementsprechend findet sich weiterhin in der Neuroleptgruppe ein deutlich höheres Druckniveau als in der Epiduralgruppe. In der Halothangruppe dagegen ist der arterielle Mitteldruck auf das Niveau der Neuroleptgruppe angehoben. Dabei wird infolge der beschriebenen Zunahme des Herzindex in den Narkosegruppen der totale periphere Widerstand auf ein gleiches Niveau der Mittelwerte gesenkt (Abb. 2 und 3, Tabellen 15 und 18).

So gering insgesamt diese prozentualen Änderungen der Mittelwerte erscheinen, so ergibt sich innerhalb der verschiedenen Narkoseverfahren doch eine erhebliche Varianz der individuellen Reaktion von Druck und Widerstand. Sie ist wiederum am ausgeprägtesten in der Neuroleptgruppe. In dieser Gruppe reicht das Spektrum der individuellen Reaktionen von einer Zunahme (20 Patienten) des arteriellen Mittelwerts um maximal 81 mmHg (≈ 10,8 kPa) bis zu einer Abnahme (3 Patienten) um maximal 58 mmHg (≈ 7,7 kPa). In einem entsprechend weiten Rahmen bewegen sich die Änderungen des totalen peripheren Widerstands (Zunahme um 1691 dyn s cm^{-5} bis zur Abnahme um 437 dyn s cm^{-5})[1].

Die Varianzbereiche der individuellen Reaktionen sind für die beiden Parameter in den Vergleichsgruppen dagegen geringer. Sie reichen für den arteriellen Mitteldruck in der Epi-

[1] 1 dyn = 10^{-5} N

dural- und Halothangruppe von –10 bis +17 mmHg (≈ –1,3 bis +2,3 kPa) bzw. von 0 bis 41 mmHg (≈ 0 bis 5,5 kPa) für den totalen peripheren Widerstand von –440 bis 656 dyn s cm^{-5} bzw. von –84 bis 1101 dyn s cm^{-5}.

Patienten, die wegen eines Aortenaneurysmas bzw. eines Leriche-Syndroms operiert wurden, zeigen beim Abklemmen der Aorta abdominalis keine Abweichungen von den beschriebenen Druckreaktionen in den untersuchten Narkoseverfahren (Tabelle 21).

So sind die Druckänderungen 1 min nach Abklemmen der Aorta in der Epiduralgruppe sowohl bei den Aortenaneurysmen [–3, ±0 und 12 mmHg (≈ –0,4, ±0 und 1,6 kPa)] als auch bei einem Leriche-Syndrom entsprechend gering [Schwankungsbreite in der Epiduralgruppe –10 bis +17 mmHg (≈ –1,3 bis –2,3 kPa)].

Die Drucksteigerungen in der Halothannarkose liegen jeweils bei den Patienten mit Aortenaneurysmen [+5, +10, +16 und +23 mmHg (≈ +0,7, +1,3, +2,1 und 3,1 kPa)] und bei einem Patienten mit Leriche-Syndrom [+8 mmHg (≈ 1,1 kPa)] im mittleren Reaktionsbereich dieses Narkoseverfahrens [Bereich von ±0 bis +41 mmHg (≈ ±0 bis 5,5 kPa)].

In der Neuroleptgruppe dagegen zeigen sich beim Abklemmen der Aorta sowohl bei Aortenaneurysmen [+28, +32 und +81 mmHg (≈ +3,7, + 4,3 und 10,8 kPa)] als auch bei Leriche-Syndrom [–58 und + 35 mmHg (≈ –7,7 und +4,7 kPa)] Druckreaktionen über einen weiten Bereich, der weitgehend dem Reaktionsbereich der Gesamtgruppe mit einer chronisch arteriellen Durchblutungsstörung entspricht [–58 bis +58 mmHg (≈ –7,7 und +7,7 kPa)]. Lediglich bei einem Patienten dieser Gruppe mit einem Aortenaneurysma ist mit einer Zunahme von 81 mmHg (≈ 10,8 kPa) eine ausgeprägtere Druckreaktion beim Abklemmen der Aorta zu beobachten.

Die Überprüfung der induzierten Änderungen von Herzfrequenz, arteriellem Mitteldruck und totalem peripheren Widerstand während der Abklemmphase auf Unterschiede der Kurvenprofile ergeben nur für den arteriellen Mitteldruck 2 charakteristische Reaktionsmuster (Abb. 5):

1. Nach einem initialen Anstieg fällt der Druck bis zum Ende der Phase II kontinuierlich ab (Neurolept- und Halothangruppe).
2. Bei einem insgesamt leicht ansteigenden Trend zeigt der arterielle Mitteldruck geringfügige Schwankungen in der Epiduralgruppe. Diese Verlaufscharakteristik ist mit $p < 0{,}03$ unterschiedlich zum Verhalten der Drücke unter Neuroleptanästhesie.

Die Herzfrequenz zeigt anhand der rangtransformierten Verlaufskurven in der Neuroleptgruppe einen insgesamt ansteigenden Trend und in der Epidural- und Halothangruppe eine fallende Tendenz, jedoch ergeben sich aufgrund der zum Teil sehr starken Gegentrends im Verlauf der Abklemmphase keine eindeutigen Unterschiede der Kurvenprofile (Abb. 5).

Die Mittelwerte der rangtransformierten Verlaufskurven des totalen peripheren Widerstands vermitteln bereits für die Phase II einen einheitlichen Reaktionstyp in den 3 Narkosegruppen. Nach einem initialen Anstieg ändert sich bei minimal gegenläufigen Trends der Verlauf der Kurvenprofile nicht wesentlich. Entsprechend ergibt der Lehmacher-Wall-Test keine Unterschiede zwischen den 3 Narkosegruppen.

4.2.3 Phase III und IV: Wiederfreigabe der Strombahn

Wie sich bereits anhand der Darstellung des Gesamtverlaufs der Operation zeigt, ändert sich die Herzfrequenz bei Freigabe der Strombahn geringfügig, so daß die beschriebene relative Tachykardie in der Halothan- und Neuroleptgruppe und die relative Bradykardie in der Epiduralgruppe unverändert weiterbestehen (Abb. 2, Tabelle 13). Deshalb wird in den beiden Phasen der Freigabe der Strombahn auf die Analyse narkosespezifischer Reaktionsmuster dieses Parameters verzichtet.

Tabelle 21. Druckänderung 1 min nach Abklemmen der Aorta abdominalis bei 10 Patienten mit einem Aortenaneurysma und 5 Patienten mit einem Leriche-Syndrom

Narkose	*n*	Aortenaneurysma	*n*	Leriche-Syndrom	Reaktionsbereich der Patienten mit chronisch arteriellen Durchblutungsstörungen	
		Druckänderung mmHg[a]		Druckänderung mmHg	von mmHg	bis mmHg
Epidural	3	– 3, ± 0, +12	2	± 0, + 1	–10	+17
Halothan	4	+ 5, +10, +16, +23	1	+ 8	± 0	+41
Neurolept	3	+28, +32, +81	2	–58, +35	–58	+58

[a] 1 mmHg = 133,322 Pa

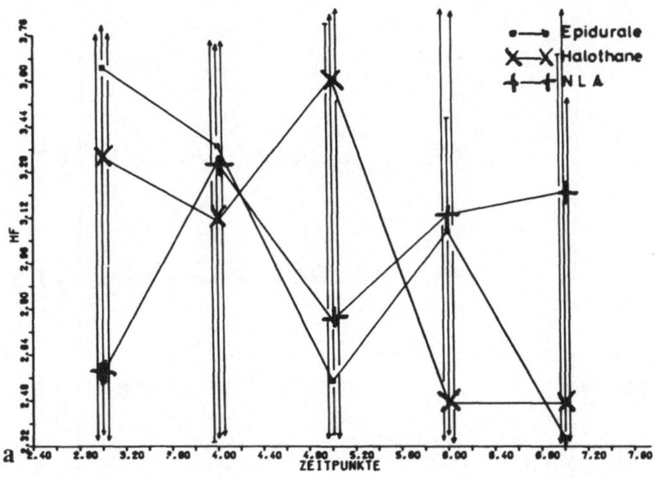

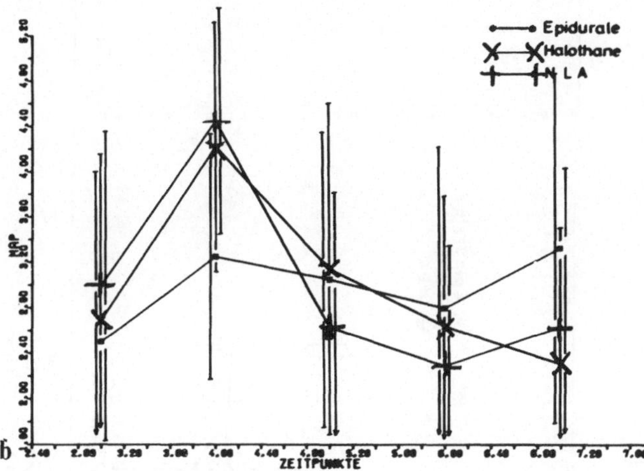

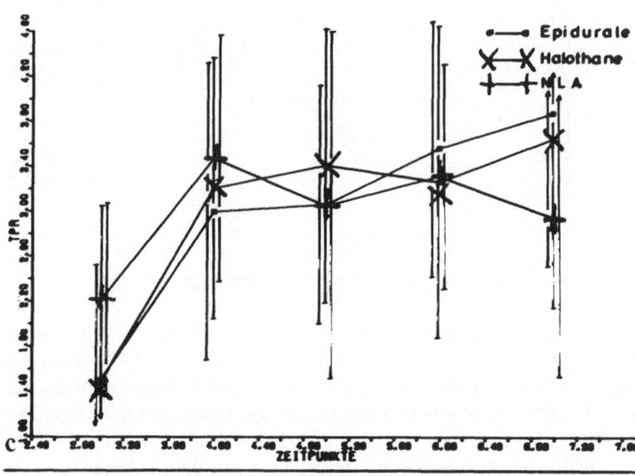

Abb. 5a–c. Mittelwerte $\overline{x}$ und Standardabweichungen *s* der rangtransformierten Verlaufskurven von Herzfrequenz (HF) (**a**), arteriellem Mitteldruck (MAP) (**b**) und totalem peripheren Widerstand (TPR) (**c**) in den 3 Narkosegruppen während der Phase II (Abklemmphase) (Epiduralanästhesie $n = 17$, Halothannarkose $n = 17$, Neuroleptnarkose $n = 19$). Die Profile der rangtransformierten Verlaufskurven der Parameter zeigen die gleiche Charakteristik wie die Mittelwertskurven in Abb. 2 und 3. Jedoch bestätigt der Lehmacher-Wall-Test nur für den arteriellen Mitteldruck die Unterschiede zwischen den Kurvenprofilen der Neurolept- und Epiduralgruppe ($p < 0{,}03$)

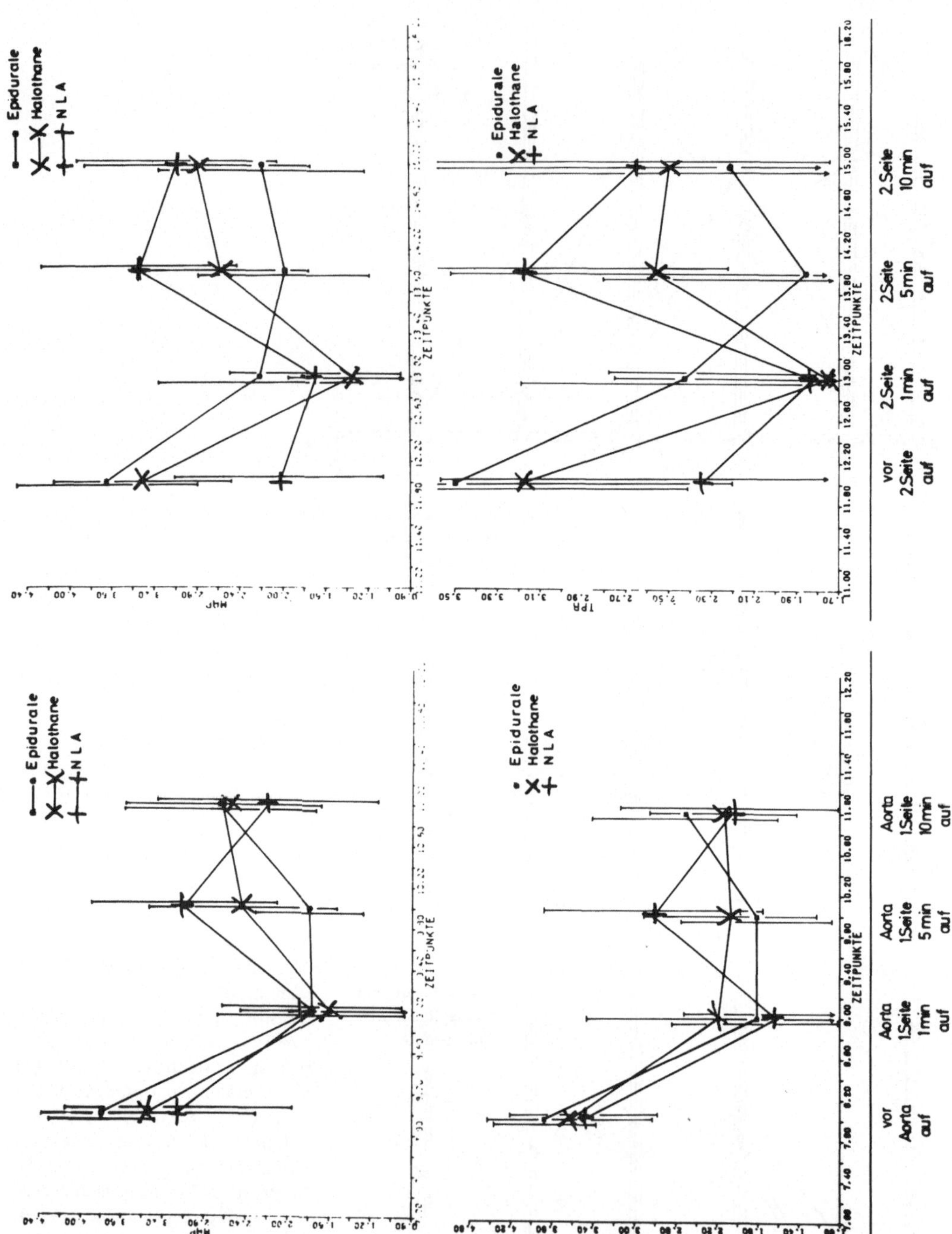

Abb. 6. Mittelwerte $\bar{x}$ und Standardabweichungen s der rangtransformierten Verlaufskurven von arteriellem Mitteldruck (MAP) (*links*) und totalem peripheren Widerstand (TPR) (*rechts*) in den 3 Narkosegruppen während der Phasen III (*unten*) und der Phase IV (*oben*) (Freigabe der beiden distalen Anastomosen. (Epiduralanästhesie n = 17, Halothan n = 17, Neurolept n = 19.) Die Profile der rangtransformierten Verlaufskurven zeigen dabei ebenso wie in Abb. 2 und 3 eine auffällige Parallelität im Verhalten der beiden Parameter. Die Überprüfung der Kurvenprofile zwischen den Narkoseverfahren mit dem Lehmacher-Wall-Test bestätigt entsprechend für den arteriellen Mitteldruck und den peripheren Widerstand ein unterschiedliches Verhalten zwischen der Neurolept- und Epiduralgruppe (Phase III $p < 0{,}002$ bzw. $p < 0{,}02$; Phase IV $p < 0{,}009$ bzw. $p < 0{,}009$), nicht aber zwischen der Neurolept- und Halothangruppe

Der arterielle Mitteldruck und der totale periphere Widerstand nehmen bei der Freigabe der beiden distalen Anastomosen in den 3 Narkosegruppen initial ab, zeigen aber im weiteren Verlauf ein unterschiedliches Verhalten der Mittelwerte (Tabellen 14 und 18). Entsprechend findet sich nach einer initialen Senkung des arteriellen Mitteldrucks (13% bzw. 2%) und des totalen peripheren Widerstands (17% bzw. 10%) in der Neuroleptgruppe sowohl in der Phase III wie der Phase IV bereits 5 min nach Freigabe der Strombahn ein Wiederanstieg der Parameter.

In der Halothangruppe steigt der erniedrigte Mitteldruck (16% bzw. 12%) ebenfalls sofort wieder an, während sich der gesenkte Widerstand (21% bzw. 2%) nach Lösen der 1. Klemme nicht ändert und nach Lösen der 2. Klemme sofort wieder auf das Niveau vor Freigabe ansteigt.

Der erniedrigte Druck (18% bzw. 14%) und Widerstand (23% bzw. 25%) zeigt in der Epiduralgruppe jeweils in den Phasen III und IV einen verzögerten und abgeschwächten oder keinen Anstieg. Entsprechend diesem Verhalten ergeben sich für die beiden Parameter während der beiden Entlastungsphasen (Phase III und IV) in Abhängigkeit von der Narkose deutliche Unterschiede in den Kurvenprofilen (Abb. 6).

Der arterielle Mitteldruck zeigt dabei das folgende charakteristische Reaktionsmuster während der Phase III und IV:

1. Nach einem initialen Abfall steigt der Druck in der Halothan- und Neuroleptgruppe sofort wieder an. Dieser Trend setzt sich bis zum Ende der beiden Untersuchungsperioden in der Halothangruppe fort, während in der Neuroleptgruppe ein gegenläufiger Trend einsetzt.
2. Nach einem initialen Abfall des Drucks setzt der Gegentrend in der Epiduralgruppe verzögert und abgeschwächt ein. Die Verlaufscharakteristik ist gegenüber der Neuroleptanästhesie in der Phase III mit $p < 0{,}002$ und in der Phase IV mit $p < 0{,}009$ verschieden.

Eine nahezu identische Verlaufscharakteristik des totalen peripheren Widerstands offenbaren die Mittelwerte der rangtransformierten Verlaufskurven in der Neurolept- und Epiduralgruppe während der Phase III und IV (Abb. 6). Beim Lösen der 1. Klemme ist das Reaktionsmuster in der Epiduralgruppe mit $p < 0{,}02$ und beim Lösen der 2. Klemme mit $p < 0{,}009$ different zu dem der Neuroleptgruppe. Obwohl sich nach dem initialen Abfall in der Halothangruppe keine Änderung im weiteren Verlauf der Phase III zeigt, ist diese Verlaufscharakteristik ebenso wie die der Phase IV gegenüber der Referenzgruppe nicht verschieden.

4.3 Der Einfluß von Narkose und Operation auf die Drücke im Niederdrucksystem

Das Niederdrucksystem dient als Füllungsreservoir des linken Herzens. Dementsprechend kommt dem Verhalten der Drücke in Hinblick auf die Pumpleistung des Herzens in den verschiedenen Narkosegruppen eine besondere Bedeutung zu. Die Höhe der Drücke im Niederdrucksystem, und damit die Vorlast des linken Herzens, sind vom Blutvolumen abhängig. Darüber hinaus wird das Druckniveau von der Kapazität des venösen Systems, der Lagerung der Patienten und von den intrathorakalen Drücken beeinflußt.

Bei einem Teil der Patienten (10 Patienten in der Neurolept-, 9 Patienten in der Halothan- und 7 Patienten in der Epiduralgruppe) wurde mit der ^{131}Jod-Methode das Blutvolumen bestimmt (Tabelle 22). Obwohl das Infusions- und Transfusionsvolumen in allen 3 Narkosegruppen gleich war, weisen die Patienten der Neuroleptgruppe am Ende der Narkose ein niedrigeres Blutvolumen im Vergleich zur Epiduralgruppe auf ($p < 0{,}05$). Dennoch zeigen die 3 Drücke in Abb. 7 ein gleichförmiges Verhalten während des Operationsverlaufs (Tabellen 23 bis 25). Sie steigen kontinuierlich bis zum Narkoseende an, ohne daß sich das Niveau der Mittelwerte zwischen den einzelnen Gruppen unterscheidet.

Tabelle 22. Veränderung des Blutvolumens (l) bis Narkoseende bei gleich großem Volumenersatz

Narkose	*n*	Blutvolumen (l)		
		Präoperativ	Narkoseende	*p*-Wert
		$\bar{x}$ *s*	$\bar{x}$ *s*	
NLA	11	5,42 ± 1,7	4,5 ± 0,7	
Halothan	9	5,36 ± 0,8	5,4 ± 0,9	
Epidurale	7	5,6 ± 0,7	6,6 ± 1,5	x

Die stärkste Zunahme der Drücke wird 30 min nach Operationsbeginn beobachtet. In der Halothangruppe steigt der zentralvenöse Druck im Mittel um 5,3 mmHg (≈ 0,70 kPa), die Drücke in der Arteria pulmonalis im Mittel um 5,4 mmHg (≈ 0,72 kPa) und in den Lungenkapillaren im Mittel um 5,4 mmHg (≈ 0,72 kPa).

Die entsprechende Änderung der Drücke beträgt in der Neuroleptgruppe 0,7 mmHg, 3,8 mmHg bzw. 3,3 mmHg (≈ 0,1, 0,51 bzw. 0,44 kPa) und in der Epiduralgruppe 2,6 mmHg, 3,1 mmHg bzw. 2,9 mmHg (≈ 0,35, 0,41 bzw. 0,39 kPa).

Während durch das Abklemmen und die Wiederfreigabe der Strombahn keiner der Drücke wesentlich beeinflußt wird, erhöht die Infusion von 1000 ml Proteinlösung am Ende der Abklemmphase die Parameter in den 3 Narkosegruppen. Dadurch nimmt der zentralvenöse Druck in der Neuroleptgruppe im Mittel um 1,3 mmHg (≈ 0,17 kPa), in der Halothangruppe im Mittel um 1,9 mmHg (≈ 0,25 kPa) und in der Epiduralgruppe im Mittel um 1,7 mmHg (≈ 0,23 kPa) zu.

Die Drücke in der A. pulmonalis und den Lungenkapillaren steigen entsprechend in der Referenzgruppe um 1,2 mmHg bzw. 1,1 mmHg (≈ 0,16 bzw. 0,15 kPa), in der Halothangruppe um 4,7 mmHg bzw. 3,6 mmHg (≈ 0,63 bzw. 0,48 kPa) und in der Epiduralgruppe um 4,4 mmHg bzw. 2,2 mmHg (≈ 0,59 bzw. 0,30 kPa).

Am Narkoseende sind die Drücke gegenüber der präoperativen Kontrolle in allen 3 Narkosegruppen deutlich erhöht. Dabei sind die Steigerungen in der Neuroleptgruppe mit 2,3 mmHg (≈ 0,31 kPa) im Mittel für den zentralvenösen Druck, 5,7 mmHg (≈ 0,76 kPa) für den Druck in der A. pulmonalis und 3,3 mmHg (≈ 0,44 kPa) für den Druck in den Lungenkapillaren geringer als in der Halothannarkose mit 6,2 mmHg, 7,1 mmHg bzw. 6,3 mmHg (≈ 0,83, 0,95 bzw. 0,84 kPa) und in der Epiduralanästhesie mit 4,5 mmHg, 10,1 mmHg bzw. 5,9 mmHg (≈ 0,60, 1,35 bzw. 0,79 kPa) im Mittel.

4.3.1 Verhalten der Ventrikelfunktionskurven des linken Herzens nach Volumenbelastung am Ende der Abklemmphase

Das Verhalten des Herzindex bei einer Anhebung der Füllungsdrücke des Herzens durch Infusionen erlaubt Rückschlüsse auf die Funktion des linken Herzens. Vor Freigabe der Aorta, d.h. in der Phase der stärksten Druck- und Widerstandsbelastung des linken Herzens, werden 1000 ml Proteinlösung innerhalb von 10 min zur Vermeidung extremer Hypotensionen bei der Freigabe der Strombahn infundiert. Dadurch steigen die rechtskardialen Drücke und der Herzindex in den Gruppen in unterschiedlichem Maß an (s. Abb. 8). Während der Herzindex und der Lungenkapillardruck in der Halothangruppe gleichzeitig ansteigen ($r = 0{,}61$), besteht in der Neuroleptgruppe dabei eine Tendenz zur Abnahme des Herzindex ($r = -0{,}4$).

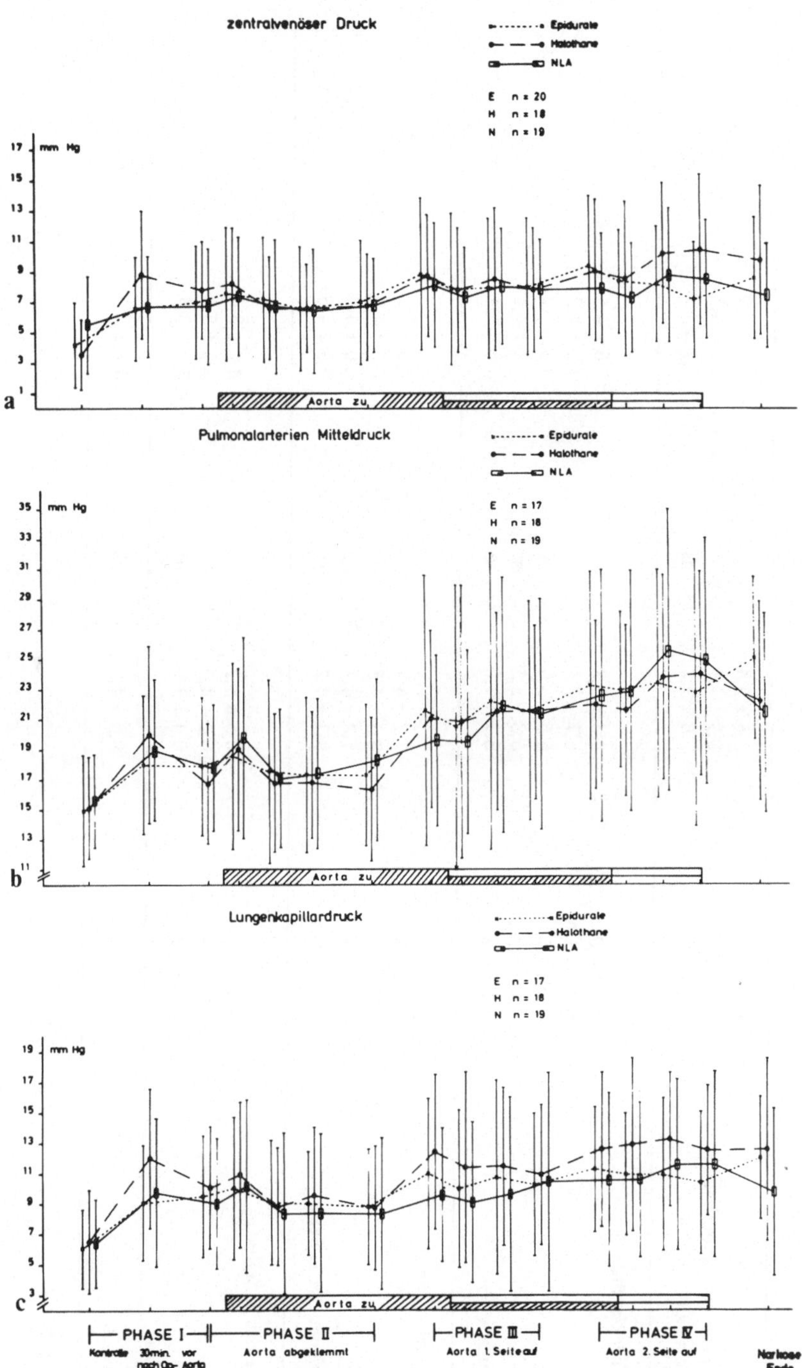

Abb. 7a–c. Verlaufskurven der Mittelwerte $\bar{x}$ und Standardabweichungen *s* des zentralvenösen Drucks (a), des Pulmonalarterienmitteldrucks (b) und des Lungenkapillardrucks (c) in den 3 Narkosegruppen während der Phasen I–IV der Implantation eines aortofemoralen Bypasses. Die rechtskardialen Drücke zeigen einheitlich in den 3 Narkoseverfahren durch die Infusion einen deutlichen Anstieg während der Phase I und am Ende der Phase II, ohne daß sich im Vergleich zwischen den Gruppen unterschiedliche Niveaus ergeben. (Näheres s. Tabellen 23–25)

Tabelle 23. Zentralvenöser Druck (mmHg)[a]. Mittelwerte $\bar{x}$ und Standardabweichungen s in den Narkosegruppen NLA (n = 19), Halothan (n = 18), Epidural (n = 20); Kennzeichnung der p-Werte s. S. 17

Phase	Zeitpunkt	NLA mmHg	Halothane mmHg		Epidurale mmHg	
		$\bar{x}$ s	$\bar{x}$ s	NLA : Hal p	$\bar{x}$ s	NLA : Epid p
I	Präoperativ	5,1 ± 3,3	3,6 ± 2,4		4,1 ± 2,9	
	30 min nach Operationsbeginn	5,8 ± 3,3	8,9 ± 4,3		6,7 ± 3,5	
	Vor „Aorta zu“	6,9 ± 3,9	7,8 ± 3,2	ns	7,1 ± 3,8	ns
II	Aorta abgeklemmt					
	1 min	7,4 ± 4,0	8,3 ± 3,8		7,6 ± 4,5	
	5 min	6,7 ± 4,5	6,7 ± 3,4		7,2 ± 4,2	
	10 min	6,4 ± 4,1	6,6 ± 3,0		6,6 ± 4,2	
	30 min	6,8 ± 3,2	6,8 ± 3,5	ns	7,1 ± 4,1	ns
	Vor Freigabe	8,1 ± 4,2	8,7 ± 4,0	ns	8,8 ± 5,1	ns
III	Freigabe der 1. Seite					
	1 min	7,3 ± 3,3	7,7 ± 4,1		7,9 ± 5,1	
	5 min	8,1 ± 3,9	8,5 ± 4,8		8,0 ± 4,7	
	10 min	7,7 ± 3,3	7,8 ± 4,1	ns	8,0 ± 4,5	ns
	Vor Freigabe der 2. Seite	7,9 ± 3,6	9,2 ± 4,7	ns	9,3 ± 4,6	ns
IV	Freigabe der 2. Seite					
	1 min	7,3 ± 3,7	8,5 ± 5,2		8,4 ± 3,4	
	5 min	8,7 ± 4,5	10,2 ± 4,7		8,2 ± 3,8	
	10 min	8,4 ± 3,9	10,4 ± 4,9	ns	7,1 ± 3,8	ns
	Narkoseende	7,4 ± 3,4	9,8 ± 4,9	ns	8,6 ± 4,0	ns

[a] 1 mmHg = 133,322 Pa

Tabelle 24. Mitteldruckwerte in der A. pulmonalis (mmHg)[a] im Verlauf der Operation. Mittelwerte $\bar{x}$ und Standardabweichungen s in den Narkosegruppen NLA ($n = 19$), Halothan ($n = 18$), Epidural ($n = 17$); Kennzeichnung der p-Werte s. S. 17

Phase	Zeitpunkt	NLA	Halothane		Epidurale	
		$\bar{x}$ s	$\bar{x}$ s	NLA : Hal p	$\bar{x}$ s	NLA : Epid p
I	Präoperativ	15,7 ± 3,2	15,2 ± 3,4	ns	14,9 ± 3,7	ns
	30 min nach Operationsbeginn	19,5 ± 4,8	20,6 ± 6,0		18,0 ± 4,6	
	Vor „Aorta zu“	17,8 ± 4,3	16,8 ± 4,0	ns	18,0 ± 4,7	ns
II	Aorta abgeklemmt					
	1 min	19,8 ± 6,7	19,1 ± 5,5		18,7 ± 6,2	
	5 min	17,1 ± 4,7	16,8 ± 4,7		17,6 ± 6,2	
	10 min	17,3 ± 5,0	16,9 ± 4,7		17,4 ± 5,2	
	30 min	18,4 ± 5,4	16,4 ± 4,8	ns	17,2 ± 4,7	ns
	Vor Freigabe	19,6 ± 5,8	21,1 ± 5,9	ns	21,6 ± 9,0	ns
III	Freigabe der 1. Seite					
	1 min	19,5 ± 6,1	20,9 ± 9,2		20,5 ± 9,5	
	5 min	22,0 ± 8,5	21,5 ± 6,6		22,3 ± 9,9	
	10 min	21,4 ± 7,7	21,5 ± 5,9	ns	21,6 ± 7,4	ns
	Vor Freigabe der 2. Seite	22,6 ± 8,4	21,9 ± 5,7	ns	22,3 ± 7,6	ns
IV	Freigabe der 2. Seite					
	1 min	22,8 ± 8,0	21,7 ± 5,8		23,0 ± 5,2	
	5 min	25,7 ± 9,5	23,7 ± 6,8		23,3 ± 7,7	
	10 min	24,8 ± 8,2	24,0 ± 6,8	ns	22,8 ± 9,0	ns
	Narkoseende	21,4 ± 6,6	22,3 ± 6,7	ns	25,0 ± 5,4	ns

[a] 1 mmHg = 133,322 Pa

Tabelle 25. Mittelwerte $\bar{x}$ und Standardabweichung s des Lungenkapillardrucks (mmHg)[a] während der Phasen I bis IV in den Narkosegruppen NLA (n = 19), Halothane (n = 18), Epidurale (n = 17); Kennzeichnung der p-Werte s. S. 17

Phase	Zeitpunkt	NLA mmHg	Halothane mmHg		Epidurale mmHg	
		$\bar{x}$ s	$\bar{x}$ s	NLA : Hal p	$\bar{x}$ s	NLA : Epid p
I	Präoperativ	6,4 ± 2,9	6,6 ± 3,5	ns	6,2 ± 2,6	ns
	30 min nach Operationsbeginn	9,7 ± 5,0	12,0 ± 4,6		9,1 ± 3,9	
	Vor „Aorta zu"	9,0 ± 4,4	10,1 ± 4,0	ns	9,6 ± 4,0	ns
II	Aorta abgeklemmt					
	1 min	10,2 ± 5,7	11,0 ± 4,9		10,0 ± 4,8	
	5 min	8,3 ± 5,3	8,7 ± 3,9		9,2 ± 4,2	
	10 min	8,4 ± 5,2	9,5 ± 4,5		9,1 ± 3,5	
	30 min	8,4 ± 5,0	8,8 ± 4,1	ns	8,8 ± 3,8	ns
	Vor Freigabe	9,5 ± 4,5	12,4 ± 5,1	ns	11,0 ± 5,0	ns
III	Freigabe der 1. Seite					
	1 min	9,2 ± 5,3	11,4 ± 6,3		10,1 ± 5,3	
	5 min	9,7 ± 6,4	11,4 ± 5,2		10,8 ± 6,4	
	10 min	10,5 ± 7,2	11,0 ± 4,7	ns	10,2 ± 4,7	ns
	Vor Freigabe der 2. Seite	10,5 ± 5,9	12,6 ± 5,1	ns	11,2 ± 4,1	ns
IV	Freigabe der 2. Seite					
	1 min	10,6 ± 5,1	12,9 ± 5,8		11,0 ± 4,1	
	5 min	11,6 ± 5,7	13,2 ± 4,4		10,9 ± 5,0	
	10 min	11,6 ± 6,1	12,5 ± 4,3	ns	10,3 ± 4,7	ns
	Narkoseende	9,7 ± 5,6	12,9 ± 6,1	ns	12,1 ± 4,1	ns

[a] 1 mmHg = 133,322 Pa

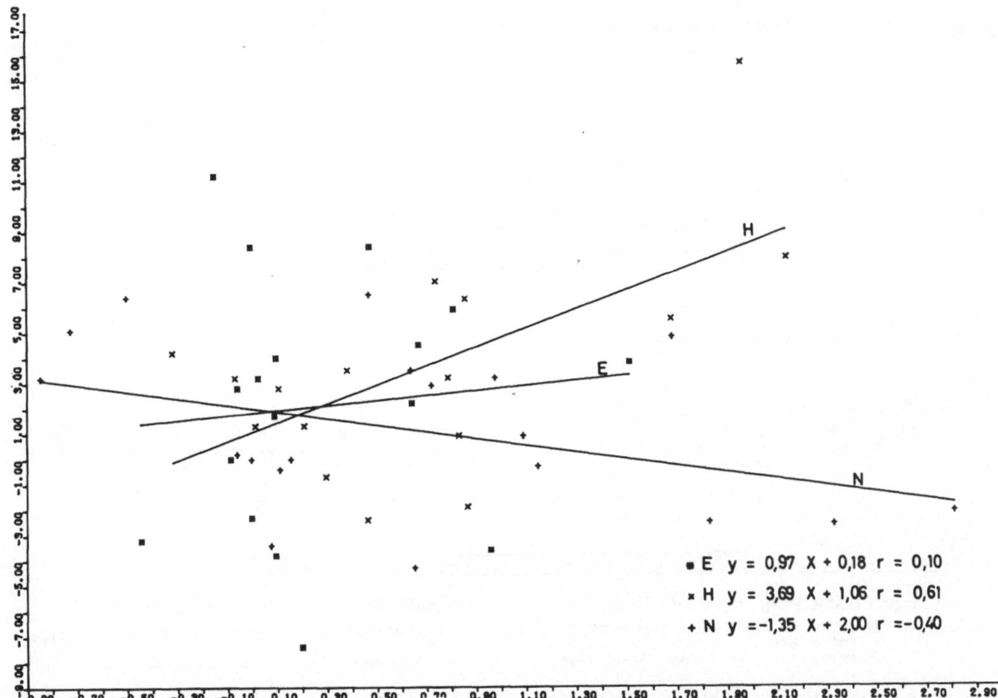

Abb. 8. Korrelation zwischen den Änderungen des Lungenkapillardrucks (Ordinate: Differenz der Meßwerte vor und nach Infusion) und des Herzindex (Abszisse: Differenz der Meßwerte vor und nach Infusion) während der Abklemmphase der Aorta abdominalis in der Epidural- (n = 17), Halothan- (n = 16) und Neuroleptanästhesie (n = 19) nach Infusion von 1000 ml Proteinlösung (Phase 2 C). Während nach Anhebung der Vorlast der Herzindex in der Halothangruppe adäquat ansteigt, zeigt sich in der Neuroleptgruppe eine fallende Tendenz des Herzindex. In der Epiduralgruppe besteht jedoch keine Beziehung zwischen dem Verhalten der beiden Parameter. Dies macht in der Epiduralgruppe den Einfluß anderer Faktoren auf die Ventrikelfunktion wahrscheinlich

In der Epiduralgruppe dagegen zeigen die beiden Parameter keine Abhängigkeit (r = 0,1). Entsprechend zeigt sich in der Halothannarkose eine unveränderte Ventrikelfunktion. Sie ist bei einem Teil der Patienten in der Neuroleptgruppe jedoch beeinträchtigt. In der Epiduralgruppe dagegen weist die fehlende Reaktion auf den Einfluß anderer Faktoren hin.

4.4 Einfluß von Narkose und Operation auf die Minuten- und Schlagarbeit des Herzens

Nachdem sich bereits für die Herzfrequenz und den arteriellen Mitteldruck, zweier Determinanten des myokardialen O_2-Verbrauchs, deutliche Unterschiede in Abhängigkeit von der Narkose nachweisen lassen, stellt sich in diesem Zusammenhang die Frage nach dem Verhalten der Druck- und Volumenarbeit des Herzens. Sie ist, wie Abb. 9 zeigt, entsprechend dem beschriebenen Verhalten von Druck und Herzindex in der Neuroleptgruppe deutlich höher als in der Epiduralgruppe (Abb. 9, Tabelle 26).

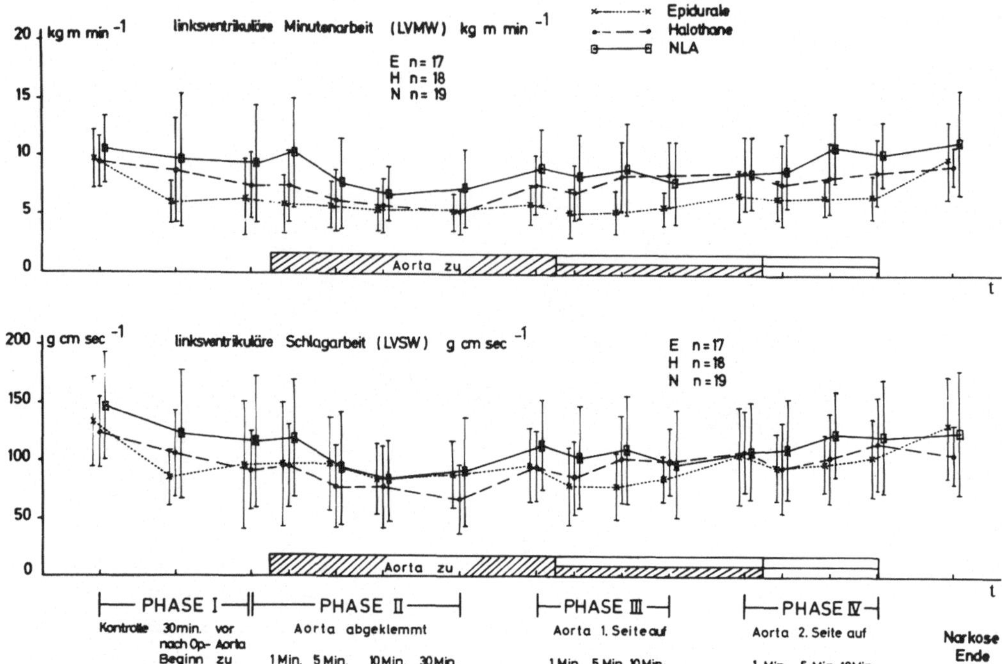

Abb. 9. Linksventrikuläre Minuten- (LVMW kg m min^{-1}) und linksventrikuläre Schlagarbeit (LVSW g cm s^{-1}). Verlaufskurven der Mittelwerte $\bar{x}$ und der Standardabweichungen s in den 3 Narkosegruppen während der Phase I–IV der Implantation eines aortofemoralen Bypass. Sowohl die Minuten- wie die Schlagarbeit ist unter dem Einfluß der Epiduralanästhesie gegenüber der Neuroleptgruppe erniedrigt, während das Niveau der Mittelwertkurven in der Halothangruppe zwischen diesen beiden Verläufen schwankt. Die Unterschiede zwischen den Niveaus sind nur für die Minutenarbeit statistisch zu sichern. (Näheres s. Tabellen 26 und 27)

Die Minutenarbeit ist gegenüber der präoperativen Kontrolle in der Epiduralgruppe mit einer Abnahme von 35,8% ± 11,9% deutlicher reduziert als in der Neuroleptgruppe mit 14,3% ± 12,7% und in der Halothangruppe mit 18,3% ± 12,6%. Während der Parameter in der Epiduralgruppe im gesamten Operationsverlauf gesenkt ist, nimmt die Herzarbeit in der Neurolept- und Halothangruppe nur in der Phase II deutlich ab. Die Herzarbeit steigt aber sofort in den beiden Gruppen mit der Freigabe der 1. Anastomose wieder an. Am Narkoseende hat der Parameter in allen 3 Narkosegruppen die präoperativen Ausgangswerte wieder erreicht.

Dagegen weisen die Verlaufskurven der Schlagarbeit infolge der weit überlappenden Standardabweichungen keine eindeutigen Niveauunterschiede zwischen den 3 Narkosetechniken auf (Abb. 9, Tabelle 27). Bei gleichgroßen Ausgangswerten präoperativ nimmt die Schlagarbeit im Verlauf der Operation in den Narkosegruppen etwa gleich ab. Die Änderung beträgt in der Neuroleptgruppe 26% ± 9,2%, in der Halothangruppe 24,1% ± 10,3% und in der Epiduralgruppe 29,2% ± 9,2%. Dabei wird das Minimum in der Neuroleptgruppe mit 82,0 ± 34,3 g cm s^{-1} (44%) und in der Halothangruppe mit 69,8 ± 29,0 g cm s^{-1} (44%) in der Abklemmphase der Aorta erreicht. Die Epiduralgruppe weist dagegen erst nach Freigabe der ersten Seite mit 77,8 ± 29,1 g cm s^{-1} (41%) das Minimum auf. Bis zum Narkoseende ist die Schlagarbeit in den 3 Narkosegruppen wieder auf die präoperativen Kontrollwerte angestiegen.

Tabelle 26. Linksventrikuläre Minutenarbeit (LVMW) (kg m min^{-1}). Mittelwerte $\bar{x}$ und Standardabweichungen s während der Phasen I bis IV in den Narkosegruppan NLA (n = 19), Halothane (n = 18) und Epidurale (n = 17); Kennzeichnung der p-Werte s. S. 17

Phase	Zeitpunkt	NLA kg m min^{-1}	Halothane kg m min^{-1}		Epidurale kg m min^{-1}	
		$\bar{x}$ s	$\bar{x}$ s	NLA : Hal p	$\bar{x}$ s	NLA : Epid p
I	Präoperativ	10,34 ± 2,91	9,22 ± 2,19	ns	9,50 ± 2,56	ns
	30 min nach Operationsbeginn	9,47 ± 5,64	8,45 ± 4,49		5,95 ± 1,81	
	Vor „Aorta zu"	9,23 ± 4,94	7,32 ± 2,86	ns	6,17 ± 3,18	x
II	Aorta abgeklemmt					
	1 min	10,03 ± 4,61	7,23 ± 2,97		5,88 ± 2,56	
	5 min	7,55 ± 3,88	6,14 ± 2,61		5,79 ± 2,06	
	10 min	6,60 ± 2,40	5,62 ± 2,29		5,34 ± 1,81	
	30 min	7,10 ± 3,40	5,16 ± 1,80	x	5,27 ± 1,61	x
	Vor Freigabe	8,94 ± 3,37	7,75 ± 2,44	ns	5,91 ± 1,96	xx
III	Freigabe der 1. Seite					
	1 min	8,07 ± 3,59	6,93 ± 2,29		5,11 ± 2,16	
	5 min	8,76 ± 3,93	8,02 ± 3,03		5,13 ± 1,89	
	10 min	7,77 ± 3,59	8,34 ± 2,90	ns	5,59 ± 1,41	x
	Vor Freigabe der 2. Seite	8,50 ± 3,25	8,51 ± 3,11	ns	6,68 ± 2,24	ns
IV	Freigabe der 2. Seite					
	1 min	8,82 ± 3,17	7,51 ± 3,51		6,23 ± 1,79	
	5 min	10,77 ± 2,95	8,21 ± 3,02		6,30 ± 1,52	
	10 min	10,16 ± 2,76	8,77 ± 2,85	ns	6,42 ± 1,97	xxx
	Narkoseende	11,09 ± 4,46	9,10 ± 1,69	ns	9,76 ± 3,38	ns

Tabelle 27. Linksventrikuläre Schlagarbeit (LVSW g cm s^{-1}) während der Operationsphasen I bis IV. Mittelwerte $\bar{x}$ und Standardabweichungen *s* in den Narkosegruppen NLA ($n = 19$), Halothane ($n = 18$) und Epidurale ($n = 17$); Kennzeichnung der *p*-Werte s. S. 17

Phase	Zeitpunkt	NLA g cm s^{-1}	Halothane g cm s^{-1}		Epidurale g cm s^{-1}	
		$\bar{x}$ *s*	$\bar{x}$ *s*	NLA : Hal *p*	$\bar{x}$ *s*	NLA : Epid *p*
I	Präoperativ	146,5 ± 45,7	124,8 ± 30,5	ns	131,9 ± 39,7	ns
	30 min nach Operationsbeginn	121,8 ± 55,0	106,2 ± 36,9		84,0 ± 23,8	
	Vor „Aorta zu“	115,3 ± 57,4	90,1 ± 33,7	ns	94,5 ± 55,5	ns
II	Aorta abgeklemmt					
	1 min	118,3 ± 50,4	94,4 ± 35,5		96,0 ± 54,0	
	5 min	92,7 ± 48,8	77,6 ± 33,3		96,7 ± 40,7	
	10 min	82,0 ± 34,4	77,4 ± 35,6		82,8 ± 30,1	
	30 min	89,2 ± 47,4	69,8 ± 29,0	ns	85,6 ± 28,1	ns
	Vor Freigabe	111,8 ± 38,5	94,9 ± 29,6	ns	94,5 ± 32,9	ns
III	Freigabe der 1. Seite					
	1 min	100,8 ± 44,0	85,0 ± 31,6		78,7 ± 33,7	
	5 min	109,7 ± 46,0	100,9 ± 37,6		77,8 ± 29,1	
	10 min	97,0 ± 45,7	100,0 ± 27,9	ns	84,3 ± 21,6	ns
	Vor Freigabe der 2. Seite	107,1 ± 41,8	108,0 ± 35,4	ns	103,7 ± 41,6	ns
IV	Freigabe der 2. Seite					
	1 min	109,9 ± 43,6	93,0 ± 38,6		94,6 ± 28,8	
	5 min	124,3 ± 35,9	103,0 ± 38,4		97,3 ± 24,5	
	10 min	120,8 ± 47,9	115,2 ± 39,4	ns	101,7 ± 34,2	ns
	Narkoseende	125,7 ± 53,8	106,3 ± 25,3	ns	129,2 ± 43,4	ns

4.5 Einfluß von Narkose und Operation auf die Parameter der Blutgasanalysen und des Säurebasenstatus sowie des Laktats und des O_2-Verbrauchs

Es erhebt sich die Frage, ob die beschriebenen Kreislaufverhältnisse in den einzelnen Narkosegruppen, d.h. die Normotension in der Neurolept- und die Hypotension in der Epidural- und Halothangruppe, bei gleich großem Herzindex eine adäquate Perfusion des Organismus gewährleisten. Dabei ist zu beachten, daß sich mit der Körpertemperatur der O_2-Verbrauch des Organismus ändert.

Hier ergeben sich in den 3 Narkosegruppen unterschiedliche Bedingungen. Bei gleicher Operationsdauer von 5 h und einer Umgebungstemperatur von 18 °C–20 °C kühlen die Patienten im Verlauf der Operation in unterschiedlichem Maß aus (Tabelle 28). Am Narkoseende ist die Körpertemperatur in der Epidural- und Halothangruppe auf deutlich niedrigere Werte im Vergleich zur Neuroleptgruppe abgesunken (Tabelle 28).

Im Hinblick darauf ist das Verhalten des O_2-Verbrauchs in den einzelnen Narkoseverfahren von besonderem Interesse. Es zeigt sich jedoch, daß in Abhängigkeit von der Narkose keine Unterschiede bezüglich des O_2-Verbrauchs bestehen. Daraus ergibt sich aber noch nicht, daß der Verbrauch dem tatsächlichen Bedarf des Organismus entspricht. Dieser Aspekt wird im folgenden am Verhalten der Parameter der Blutgasanalyse, des Säurebasenstatus und des Laktats näher erörtert.

4.5.1 O_2-Partialdruck, arteriovenöse O_2-Differenz und Kohlensäurepartialdruck

O_2-Partialdruck im arteriellen und im gemischt-venösen Blut. Unter der Beatmung mit einer inspiratorischen O_2-Konzentration von 50% steigt der O_2-Partialdruck im arteriellen und im gemischt-venösen Blut an (Tabelle 29). Dabei schwanken im Verlauf der Operation die Partialdrücke im arteriellen Blut im Mittel zwischen 146 ± 32,4 mmHg und 177 ± 24 mmHg (≈ 19,5 ± 4,3 und 23,6 ± 3,2 kPa) in den Narkosegruppen, ohne daß sich die Niveaus der Mittelwertskurven unterscheiden (Tabelle 29). Im gemischt-venösen Blut dagegen ergeben sich infolge eines unterschiedlich starken Anstiegs ein deutlich höherer Partialdruck in der Neuroleptgruppe [+7 mmHg (≈ 0,93 kPa)] gegenüber der Epiduralgruppe [+2,1 mmHg (≈ 0,28 kPa)]. Dies höhere Niveau der Mittelwerte besteht bis zum Narkoseende.

In der Halothangruppe nimmt der O_2-Partialdruck im gemischt-venösen Blut um 11 mmHg (≈ 1,47 kPa) zu. Dadurch liegen die Mittelwerte durchschnittlich etwas über denen der Neuroleptgruppe, die Differenz ist aber nicht signifikant (Tabelle 29).

Arteriovenöse O_2-Differenz ($D_{av}O_2$). Entsprechend dem Verhalten des O_2-Partialdrucks im arteriellen und im gemischt-venösen Blut nimmt die arteriovenöse O_2-Differenz in der Halothan- (–26 ± 5,5%) und in der Neuroleptgruppe (–26 ± 4,9%) deutlicher ab als in der Epi-

Tabelle 28. Änderung der Bluttemperatur in °C bis zum Ende der Narkose; Kennzeichnung der *p*-Werte s. S. 17

Narkose	Präoperativ	Narkoseende	*p*
NLA	36,9 ± 0,6	35,4 ± 0,8	
Halothan	36,6 ± 0,4	34,7 ± 0,7	x
Epidurale	36,7 ± 0,5	34,2 ± 0,8	xxx

duralgruppe (–8,1 ± 7,7%), ohne daß sich daraus Unterschiede in den Niveaus der Mittelwerte zwischen den Gruppen ergeben (Tabelle 29). Dies zeigt in der Epiduralgruppe eine im Vergleich zur Neuroleptgruppe stärkere Ausschöpfung des Sauerstoffs in der Peripherie an. Der O_2-Bedarf kann aber in diesem Narkoseverfahren gedeckt werden, ohne daß die arteriovenöse O_2-Differenz über die präoperativen Kontrollwerte ansteigt.

O_2-Verbrauch. Bei gleich großem Herzminutenvolumen und einer offensichtlich nur geringfügig unterschiedlichen arteriovenösen O_2-Differenz wird ein gleicher O_2-Verbrauch in den 3 Narkoseverfahren ermittelt (Tabelle 29). Dabei entsprechen die präoperativen Kontrollwerte des Parameters in der Neurolept- und Epiduralgruppe den in Anlehnung an Boothby et al.

Parameter	Einheit	Anästhesie	Präoperative Kontrolle		Vor „Aorta zu“			Vor „Aorta auf“		
			$\bar{x}$	s	$\bar{x}$	s	p	$\bar{x}$	s	p
p_aO_2	mmHg	NLA	80,1	± 12,4	162,0	± 27,6		168,6	± 20,8	
		Halo	81,4	± 10,0	145,5	± 32,4		164,2	± 27,5	
		Epid	80,8	± 13,5	153,1	± 40,5		174,4	± 25,8	
p_vO_2	mmHg	NLA	40,5	± 7,6	47,5	± 7,2	x	44,7	± 8,7	
		Halo	42,1	± 7,8	53,4	± 13,1	xx	48,7	± 9,6	
		Epid	40,8	± 7,5	42,9	± 7,4	x	39,9	± 7,1	
p_aCO_2	mmHg	NLA	39,1	± 3,8	37,0	± 4,7		38,5	± 7,4	
		Halo	36,9	± 3,8	36,6	± 6,9		36,9	± 7,4	
		Epid	38,2	± 3,7	34,5	± 4,3		32,2	± 4,1	xxx
pH a		NLA	7,40	± 0,05	7,37	± 0,06		7,34	± 0,10	
		Halo	7,41	± 0,05	7,38	± 0,06		7,39	± 0,08	
		Epid	7,39	± 0,04	7,38	± 0,07		7,39	± 0,06	x
Standard-bicarbonat	mmol/l	NLA	23,8	± 2,7	21,6	± 2,6		20,8	± 3,7	
		Halo	23,6	± 2,1	22,4	± 5,6		22,7	± 6,1	
		Epid	23,2	± 2,6	20,8	± 2,2		20,5	± 2,7	
BE	mmol/l	NLA	–0,5	± 2,6	–3,4	± 2,7		–4,7	± 4,0	
		Halo	–0,8	± 2,6	–2,8	± 5,7		–2,2	± 6,1	
		Epid	–1,2	± 2,9	–4,1	± 2,8		–4,3	± 3,6	
$D_{av}O_2$	ml O_2/100 ml Blut STPD	NLA	4,12	± 2,0	2,95	± 0,95		3,24	± 1,35	
		Halo	3,36	± 1,64	2,31	± 1,34		2,68	± 1,31	
		Epid	4,13	± 2,35	3,98	± 2,21		4,13	± 1,72	
O_2-Aufnahme	ml O_2/min STPD	NLA	250,0	± 102,0	161,9	± 62,4		179,1	± 87,2	
		Halo	185,4	± 88,0	120,5	± 65,0		138,5	± 65,7	
		Epid	232,3	± 120,7	209,8	± 118,6		200,5	± 142,0	

[a] 1 mmHg = 133,322 Pa

(1936) ermittelten Sollwerten (NLA 226,8 ± 19,5 ml/min bzw. Epidural 231,0 ± 24,9 ml/min). In der Halothangruppe werden die Kontrollwerte um 19% niedriger ermittelt als die Sollwerte (228,7 ± 20,1 ml/min) (Tabelle 26).

Nach Beginn der Operation nimmt der O_2-Verbrauch dann in der Neurolept- und Halothangruppe im Mittel um je 35% ab, während die Werte sich in der Epiduralgruppe nur geringfügig ändern. Die maximale Abnahme beträgt in dieser Narkosetechnik zum Zeitpunkt nach Freigabe der 1. Anastomose 17%.

Nach Abklemmen der Aorta und in den folgenden Phasen der Wiederfreigabe der Strombahn steigt der O_2-Verbrauch in der Halothan- und Neuroleptgruppe kontinuierlich an und erreicht am Ende der Narkose wieder die präoperativen Ausgangswerte.

Tabelle 29. Mittelwerte $\bar{x}$ und Standardabweichung *s* des Sauerstoffpartialdrucks (mmHg)[a] im arteriellen (p_aO_2) sowie gemischtvenösen Blut (p_vO_2), des Kohlensäurepartialdrucks im arteriellen Blut (p_aCO_2) (mmHg), des Säurebasenstatus, der arteriovenösen Sauerstoffgehaltsdifferenz ($D_{av}O_2$) (ml O_2/100 ml Blut STPD) und des Sauerstoffverbrauchs (ml O_2/min STPD) in den 3 Narkoseverfahren (Neurolept $n = 19$, Halothan $n = 17$, Epidural $n = 17$); Kennzeichnung der *p*-Werte s. S. 17

Nach Freigabe der 1. Seite			Nach Freigabe der 2. Seite			Narkoseende		
$\bar{x}$	*s*	*p*	$\bar{x}$	*s*	*p*	$\bar{x}$	*s*	*p*
175,0	± 21,1		167,9	± 20,9		165,1	± 22,8	
171,5	± 29,6		160,8	± 25,2		150,0	± 26,3	
176,8	± 24,3		172,9	± 30,2		159,4	± 35,4	
46,0	± 8,8		48,0	± 2,1	x	49,0	± 7,5	
42,5	± 5,3		55,2	± 13,6	xx	47,6	± 8,1	
42,5	± 5,3		41,9	± 9,6	x	42,6	± 11,0	
40,6	± 7,3		41,0	± 8,6		41,2	± 7,8	
39,5	± 5,7		40,1	± 7,2		36,8	± 3,7	
33,8	± 3,4	xxx	34,3	± 3,8	xxx	34,8	± 4,0	xxx
7,33	± 0,09		7,31	± 0,08		7,32	± 0,08	
7,31	± 0,08		7,31	± 0,08		7,34	± 0,06	
7,36	± 0,07		7,34	± 0,07		7,37	± 0,06	x
21,2	± 3,2		20,6	± 3,0		21,2	± 3,0	
20,7	± 5,4		20,2	± 3,4		20,5	± 2,7	
19,7	± 2,7		19,4	± 3,0		20,8	± 2,5	
−4,6	± 3,6		−5,5	± 3,0		−4,7	± 3,1	
−5,2	± 5,5		−5,7	± 3,8		−5,1	± 3,0	
−5,0	± 2,9		−6,2	± 3,9		−4,8	± 2,8	
3,22	± 1,16		2,96	± 0,98		2,83	± 1,18	
2,59	± 1,31		2,26	± 1,23		2,56	± 1,19	
3,70	± 1,4		3,86	± 1,51		3,30	± 1,64	
175,0	± 91,1		192,8	± 64,1		202,3	± 77,0	
152,5	± 86,4		144,0	± 74,2		174,8	± 58,7	
190,4	± 49,7		217,8	± 106,3		217,3	± 96,3	

4.5.2 *Kohlensäurepartialdruck*

Wie Tabelle 29 vermittelt, zeigt der Kohlensäurepartialdruck im Verlauf der Operation ein unterschiedliches Verhalten. Obwohl alle Patienten mit einem gleich großen Atemminutenvolumen, bezogen auf das Körpergewicht, kontrolliert beatmet wurden, fällt der arterielle pCO_2 in der Epiduralgruppe bis zum Zeitpunkt vor Freigabe der Aorta kontinuierlich ab und stellt sich dann auf einen im Vergleich zur Neuroleptgruppe deutlich erniedrigten pCO_2-Wert ein. In der Halothan- und Neuroleptgruppe dagegen zeigen die pCO_2-Werte eine Normoventilation an.

4.5.3 *Säurebasenstatus*

pH-Wert im arteriellen Blut. Nach Tabelle 29 fällt der pH-Wert in allen 3 Narkosegruppen nach Narkosebeginn leicht ab. Im weiteren Verlauf der Operation ergibt sich jedoch in den Narkosegruppen ein unterschiedliches Verhalten. Während der pH-Wert in der Neuroleptgruppe kontinuierlich um insgesamt 0,08 pH-Einheiten bis zum Narkoseende abfällt, ist in den beiden Vergleichstechniken ein deutlicher Abfall nur in Verbindung mit der Freigabe der Strombahn festzustellen. So nimmt nach dem Lösen der Klemmen der 1. Seite der pH-Wert in der Epiduralgruppe um 0,032 und in der Halothangruppe um 0,076 Einheiten ab.

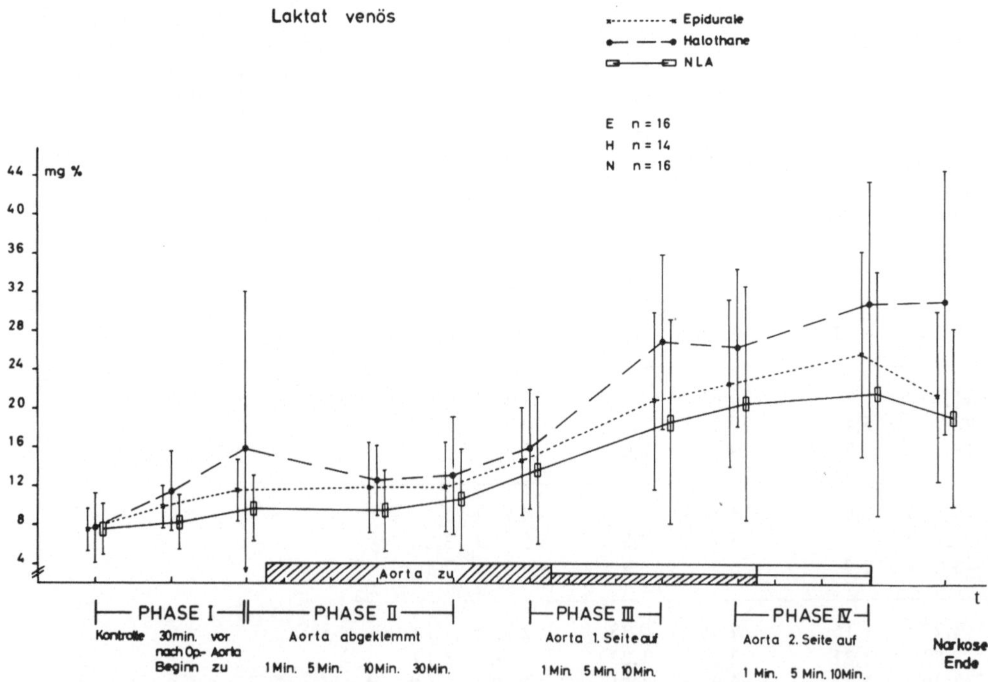

Abb. 10. Laktat im venösen Blut (mg/100 ml Blut). Verlaufskurven der Mittelwerte $\bar{x}$ und der Standardabweichung *s* in den 3 Narkosegruppen während der Phasen I–IV der Implantation eines aortofemoralen Bypass. Der Laktatspiegel zeigt im Verlauf der Operation 3 Anstiegsphasen in den untersuchten Narkoseverfahren, einmal am Beginn der Operation (Phase I) und jeweils nach Freigabe einer Anastomose (Phase III und IV). Im Vergleich zur Neuroleptgruppe steigt dabei der Laktatspiegel in der Halothangruppe jeweils auf ein deutlich höheres Niveau an. Zwischen der Neurolept- und Epiduralgruppe bestehen dagegen keine Unterschiede im Niveau der Mittelwerte

Die entsprechende Änderung nach Freigabe der 2. Seite beträgt 0,02 Einheiten in der Epidural- und 0,03 Einheiten in der Halothangruppe. Bis zum Narkoseende zeigt der pH-Wert mit einem Anstieg von jeweils 0,03 Einheiten in den Vergleichsverfahren bereits wieder eine deutliche Erholungstendenz, während dies in der Neuroleptgruppe nicht der Fall ist. Entsprechend findet sich in der Epiduralgruppe am Ende der Narkose ein deutlich höherer pH-Wert im Vergleich zur Neuroleptgruppe (Tabelle 29).

In keiner der 3 Narkosegruppen wurde zur Korrektur der Auswaschazidose Bikarbonat gegeben.

Standardbikarbonat und Base excess im arteriellen Blut. Entgegen dem unterschiedlichen Verhalten des pH-Werts in den untersuchten Narkoseverfahren zeigen das Standardbikarbonat und der Base excess im Verlauf der Operation eine einheitlich fallende Tendenz (Tabelle 29). Dabei ergeben sich zwischen den Narkoseverfahren keine Unterschiede im Niveau der Mittelwerte (Tabelle 29).

4.5.4 Laktatspiegel im gemischt-venösen Blut

Bei gleichem Perfusionsvolumen, aber unterschiedlichem Perfusionsdruck, steigt der Laktatspiegel im Verlauf der Operation in den Narkoseverfahren an (Abb. 10, Tabelle 30). Dabei werden 3 deutliche Anstiegsphasen beobachtet, und zwar einmal beim Beginn der Operation und dann jeweils nach Freigabe einer der beiden distalen Anastomosen. Im Vergleich zur Neuroleptgruppe ist in der Halothangruppe jeweils eine stärkere Zunahme zu verzeichnen, während sich in der Epidural- und Referenzgruppe kein unterschiedliches Verhalten nachweisen läßt (Tabelle 31).

Die Änderungen für die genannten Zeitpunkte betragen in der Halothangruppe +105%, 173% bzw. 17% und in der Neuroleptgruppe 27%, 39% bzw. 6%. In der Epiduralgruppe nimmt der Laktatspiegel mit 47%, 42% bzw. 14% zu.

Am Narkoseende ist der Laktatspiegel in der Neuroleptgruppe um das 2,5fache, in der Halothangruppe um das 4fache und in der Epiduralgruppe um das 2,85fache gegenüber der präoperativen Kontrolle erhöht (Abb. 10, Tabelle 30).

4.6 Narkose- und Operationsletalität

Während intraoperativ kein Patient ad exitum kam, verstarben im postoperativen Verlauf nach der Neuroleptanästhesie 4 Patienten, nach der Halothannarkose 4 Patienten und nach der Epiduralanästhesie 3 Patienten. Einzelheiten sind in Tabelle 32 zusammengestellt.

Als Todesursache sind bei allen Patienten u.a. kardiorespiratorische Komplikationen zu nennen, die bei 7 Patienten mit einer terminalen Niereninsuffizienz kombiniert waren. Es muß jedoch in diesem Zusammenhang festgestellt werden, daß es durch die Druck- und Widerstandsentlastung um 22% auf normale Blutdruckwerte während der Operation weder nach der Epidural- noch nach der Halothannarkose zu einer Zunahme der kardiovaskulären Komplikationen kam.

Die Letalitätsrate beträgt in der vorliegenden Studie 16,2% (bei 68 Patienten). Sie ist bei den Patienten, die wegen eines Aortenaneurysmas operiert wurden, deutlich höher. Von den insgesamt 10 Patienten mit einem Aortenaneurysma verstarben 5. Dagegen verstarben von den 58 Patienten mit einer chronisch arteriellen Durchblutungsstörung 6. Die Letalität nach aortofemoralen Bypassoperationen, die wegen eines Aortenaneurysmas durchgeführt wurden, liegen an der Chirurgischen Universitätsklinik Düsseldorf zwischen 10% und 15%.

Tabelle 30. Laktatspiegel (mg/100 ml Blut) im gemischt-venösen Blut in den Phasen I bis IV. Mittelwerte $\bar{x}$ und Standardabweichungen s in den Narkosegruppen NLA (n = 16), Halothane (n = 14), Epidurale (n = 16); Kennzeichnung der p-Werte s. S. 17

Phase	Zeitpunkt	NLA mg %		Halothane mg %			Epidurale mg %		
		$\bar{x}$	s	$\bar{x}$	s	NLA : Hal p	$\bar{x}$	s	NLA : Epid p
I	Präoperativ	7,65 ±	2,68	7,78 ±	3,79	ns	7,53 ±	2,22	ns
	30 min nach Operationsbeginn	8,25 ±	2,87	11,32 ±	4,18		9,83 ±	2,37	
	Vor „Aorta zu"	9,71 ±	3,47	15,98 ±	6,39	ns	11,04 ±	3,39	ns
II	Aorta abgeklemmt								
	1 min	0,0 ±	0,0	0,0 ±	0,0		0,0 ±	0,0	
	5 min	0,0 ±	0,0	0,0 ±	0,0		0,0 ±	0,0	
	10 min	9,40 ±	4,27	12,44 ±	3,60		11,92 ±	4,70	
	30 min	10,58 ±	5,31	13,28 ±	6,12	ns	11,99 ±	4,76	ns
	Vor Freigabe	13,43 ±	7,72	15,97 ±	6,36	ns	14,57 ±	5,60	ns
III	Freigabe der 1. Seite								
	1 min	0,0 ±	0,0	0,0 ±	0,0		0,0 ±	0,0	
	5 min	0,0 ±	0,0	0,0 ±	0,0		0,0 ±	0,0	
	10 min	18,66 ±	10,66	27,6 ±	9,19	x	20,72 ±	9,28	ns
	Vor Freigabe der 2. Seite	20,42 ±	12,19	26,22 ±	8,32	ns	22,58 ±	8,78	ns
IV	Freigabe der 2. Seite								
	1 min	0,0 ±	0,0	0,0 ±	0,0		0,0 ±	0,0	
	5 min	0,0 ±	0,0	0,0 ±	0,0		0,0 ±	0,0	
	10 min	21,72 ±	12,67	30,83 ±	12,70	ns	25,83 ±	10,64	ns
	Narkoseende	19,26 ±	9,29	31,15 ±	13,74	x	21,46 ±	8,94	ns

Tabelle 31. Änderung der Laktatspiegel nach Freigabe der 1. (Phase III) und 2. (Phase IV) distalen Anastomose

	NLA	Halothan	Epidural
1. Seite			
Laktat mg/100 ml Blut	4,8 ± 4,9	10,6 ± 6,7	6,3 ± 7,7
p gegen NLA[a]		xx	ns
2. Seite			
Laktat mg/100 ml Blut	3,2 ± 4,1	6,2 ± 7,1	3,2 ± 5,3
p gegen NLA		ns	ns

[a] Kennzeichnung der p-Werte s. S. 17

Tabelle 32. Aufstellung der Häufigkeit und der Ursachen letaler Komplikationen in den 3 Narkosegruppen

Narkoseart	Stat.-Nr.	Risikogruppe (ASA)	Indikation zur Operation	Komplikationen postoperativ		Todesursache		Sektionsbefund
				Zeitpunkt	Art	Zeitpunkt	Klinisch	
NLA	140/3	III	Aneurysma der Aorta abdominalis	2. postoperativer Tag	Ateminsuffizienz Herzinsuffizienz	14. postoperativer Tag	Atem-, Herz- und Niereninsuffizienz	–
NLA	148/3	III	Arterielle DBS	1–2 h postoperativ	Dreimalige Nachblutungen	43. postoperativer Tag	Ischämische Kolitis Peritonitis	–
NLA	201/3[a]	III	Arterielle DBS	1. postoperativer Tag	Herzinfarkt Ateminsuffizienz Herzinsuffizienz	18. postoperativer Tag	Herzinfarkt, Atem-, Herz- und Niereninsuffizienz	Herzinfarkt 4 × 6 cm, Verschluß des linken Ramus anterior
NLA	401/3[b]	II	Aneurysma	2. postoperativer Tag	Herz- u. Niereninsuffizienz	6 postoperativer Tag	Niereninsuffizienz, akutes Herzversagen	–
Halothan	124/2	II	Arterielle DBS	1.–3. postoperativer Tag	3× Nachblutung retroperitoneal Ateminsuffizienz	40. postoperativer Tag	Atem-, Herz- und Niereninsuffizienz Peritonitis, Sepsis	Peritonitis, retroperitonealer Abszeß
Halothan	115/2	IV	Aneurysma	2. postoperativer Tag	Plattenatelektase	5. postoperativer Tag	Akutes Herzversagen 24 h nach Absetzen d. Epiduralanalgesie	Multiple Nekrosen des Myokards
Halothan	155/2	II	Chronische DBS	Intraoperativ	Herzinsuffizienz mit Dopamin behandelt	4. postoperativer Tag	Nach Absetzen der Epiduralanästhesie am 1. postoperativen Tag akute Herzinsuffizienz, Atem- und Niereninsuffizienz	–

[a] Kontraindikation für Halothan
[b] Kontraindikation für Epiduralanästhesie

Tabelle 32 (Fortsetzung)

Narkoseart	Stat.-Nr.	Risikogruppe (ASA)	Indikation zur Operation	Komplikationen postoperativ		Todesursache		Sektionsbefund
				Zeitpunkt	Art	Zeitpunkt	Klinisch	
Halothan	161/2	II	Chronische DBS	Intraoperativ	Herzinsuffizienz (Therapie Dopamin)	2. postoperativer Tag	Akutes Herzversagen	–
Epidurale	105/1	II	Aneurysma	1. postoperativer Tag	Herz- u. Ateminsuffizienz	13. postoperativer Tag	Herzinsuffizienz, Hefeinfektion, Pneumothorax, Bilaterales terminales Nierenversagen	–
Epidurale	141/1	III	Chronische DBS	1. postoperativer Tag 2. postoperativer Tag	Revision eines Prothesenschenkels wegen Verschluß Herzinfarkt, Ateminsuffizienz	11. postoperativer Tag	Herzinfarkt, Ateminsuffizienz, Protheseninfektion	Alter Hinterwandinfarkt, Relativ frischer Vorderwandinfarkt
Epidurale	145/1	IV	Aneurysma	2. postoperativer Tag	Atem- u. Herzinsuffizienz	10. postoperativer Tag	Atem-, Herz- und Niereninsuffizienz	–

5 Diskussion der Ergebnisse

5.1 Patienten

Die Untersuchungen wurden an 68 Patienten durchgeführt, die wegen eines Aortenaneurysmas (10) oder einer chronischen arteriellen Durchblutungsstörung (58) vom Beckentyp einen aortofemoralen Bypass erhielten.

In Übereinstimmung mit den Ergebnissen anderer Autoren (Keats u. Jackson 1953; Lutz u. Möller 1969; Vollmar 1967; Jipp et al. 1971; Thompson et al. 1968, 1975) wiesen die Mehrzahl der in dieser Studie untersuchten Patienten ein erhöhtes Operationsrisiko der Risikogruppen II–IV (ASA) auf. Dieser Klassifizierung liegen ein Hypertonus (43 Patienten), eine Koronarsklerose (36 Patienten) bzw. ein Herzinfarkt (15 Patienten), ein Diabetis mellitus (8 Patienten) oder eine Lungenfunktionsstörung (22 Patienten) bzw. die Kombination mehrerer Risikofaktoren zugrunde. Es ist deshalb davon auszugehen, daß praktisch bei allen Patienten dieser Studie die Toleranz des Herzens gegenüber zusätzlicher Belastung, wie Narkose und Operation, eingeschränkt war.

Da dadurch die Kreislaufwirkung der zu untersuchenden Narkoseverfahren wesentlich beeinflußt wird, ist die gleichmäßige Verteilung der Risikofaktoren auf die verschiedenen Patientengruppen eine unabdingbare Voraussetzung für diesen Vergleich. Deshalb wurde bereits vor Beginn der Studie die Reihenfolge der Narkoseverfahren mit Hilfe von Zufallszahlen festgelegt. Mit diesem Zuteilungsmodus der Patienten zu den 3 zur Diskussion stehenden Narkoseverfahren gelang präoperativ die Bildung homogener Gruppen hinsichtlich der biometrischen Daten sowie der Parameter des Kreislaufs und des Metabolismus.

Darüber hinaus haben aber die zahlreichen, im Verlauf der Narkose und Operation eingesetzten therapeutischen Maßnahmen wie die Beatmung, Volumensubstitution usw., Medikamente wie Lachgas oder Muskelrelaxanzien usw. eine eigene Wirkung auf den Kreislauf. Ihre einheitliche Handhabung in den Narkosegruppen wurde deshalb ebenfalls vor Beginn der Studie festgelegt. Damit war die Basis für einen Vergleich der spezifischen Wirkungen der zu diskutierenden Narkoseverfahren und der Operation auf den Kreislauf und den Stoffwechsel in der vorliegenden Studie gegeben.

Bei diesem Krankengut liegen bisher jedoch keine klinischen Studien vor, die sowohl die genannten Voraussetzungen für einen statistisch gesicherten Vergleich erfüllen als auch die Wirkung der zur Diskussion stehenden Techniken der Allgemein- und der Regionalanästhesie auf den Kreislauf zum Gegenstand haben. Deshalb ist im folgenden der Erörterung des Einflusses der operativen Maßnahmen (wie z.B. das Abklemmen und die Wiederfreigabe der Aorta abdominalis), auf die Herzkreislauffunktion, die Diskussion der spezifischen Wirkung der untersuchten Narkoseverfahren auf den Kreislauf vorangestellt.

5.2 Einfluß von Narkose und Operation auf den Kreislauf vor Abklemmen der Aorta abdominalis

Bei gleichen präoperativen Ausgangsbedingungen in den 3 Narkoseverfahren zeigten die in der vorliegenden Studie unter Operationsbedingungen vor Abklemmen der Aorta abdominalis erhobenen Befunde auffällige Unterschiede im Kreislaufverhalten zwischen der Neurolept- und Epiduralanästhesie einerseits sowie zwischen der Neurolept- und Halothannarkose andererseits.

Bei gleichem Herzindex in den 3 Narkoseverfahren war der arterielle Mitteldruck in der Epidural- und Halothangruppe widerstandsabhängig auf ein normotensives Druckniveau gesenkt. In der Neuroleptgruppe dagegen fand sich widerstandsabhängig ein Druckniveau, das gegenüber der präoperativen Kontrolle unverändert hoch war. Gleichzeitig bestand in der Halothan- und Neuroleptgruppe eine relative Tachykardie und in der Epiduralgruppe eine relative Bradykardie. Damit bestätigen die Ergebnisse dieser kontrollierten Studie die Befunde unserer Voruntersuchungen, in denen sich bei gleicher Auswurfleistung des Herzens bereits ein modifizierender Einfluß des Narkoseverfahrens auf den Kreislauf über den Tonus der peripheren Widerstandsgefäße abzeichnete (Wüst et al. 1976a, b; Sandmann et al. 1977; Störmer et al. 1978; Wüst et al. 1978).

Einen ähnlich modifizierenden Einfluß der Narkose auf die Herzkreislauffunktion stellte Maunuksela (1977) bei kardiochirurgischen Patienten in einer ebenfalls kontrollierten Studie nur während der Einleitungsphase einer Halothan-, Neurolept- bzw. „balanced" Anästhesie fest. Danach wurde das linke Herz während der Neuroleptanästhesie durch eine widerstandsabhängige Senkung des arteriellen Mitteldrucks und eine gleichzeitige Abnahme der Herzfrequenz entlastet.

Bei gleichem Herzindex fand Maunuksela (1977) während der Halothan- bzw. „balanced" Anästhesie eine Tachykardie und einen höheren arteriellen Mitteldruck und totalen peripheren Widerstand als in der Neuroleptanästhesie. Im Hinblick auf den Energiebedarf des Herzens wertete Maunuksela die Kreislaufsituation während der Einleitungsphase einer Halothan- bzw. „balanced" Anästhesie im Vergleich zur Neuroleptanästhesie ungünstig. Nach Beginn der Operation waren diese narkosespezifischen Unterschiede allerdings nicht mehr nachweisbar. Als Ausdruck einer Stimulation durch die Operation stiegen Herzfrequenz, arterieller Mitteldruck und totaler peripherer Widerstand auf ein gleiches Niveau in den Narkosegruppen an (Maunuksela 1977).

In der vorliegenden Studie zeigten die untersuchten Narkoseverfahren jedoch auch nach Beginn der Operation eine unterschiedliche Wirkung auf den Kreislauf, wobei sich in der Neuroleptgruppe eine Kreislaufstimulation durch die Operation bei einem Teil der Patienten nicht ausschließen ließ. Obwohl sich die Mittelwerte von arteriellem Mitteldruck bzw. peripherem Widerstand während der Operation in dieser Narkose nicht wesentlich änderten, offenbarte das Verhalten dieser Parameter bei einem Teil der Patienten eine sympathikotone Reaktion auf die Operation.

So fand sich bei einer Hälfte der Patienten in der Neuroleptanästhesie eine Druck- [arterieller Mitteldruck um max. 36 mmHg (≈ 4,8 kPa)] und Widerstandssenkung, während bei der anderen Hälfte widerstandsabhängig eine deutliche Hypertension [arterieller Mitteldruck um max. 36 mmHg (≈ 4,8 kPa) über der präoperativen Kontrolle von 114 ± 21 mmHg (≈ 15,2 ± 2,8 kPa)] sowie eine Tachykardie festzustellen war. Auf dieses variable Verhalten des Drucks haben bereits Nagashima et al. 1974 hingewiesen.

Diese Reaktion konnte jedoch, wie die Ergebnisse dieser Untersuchung zeigen, selbst durch eine Erhöhung der Gesamtdosis Fentanyl auf 49,9 ± 13,0 μg/kg, d.h. um das 3- bis 6fache im Vergleich zu der bereits erwähnten Untersuchung von Nagashima et al. (1974) (7,8 ± 2,6 μg/kg) und Maunuksela (1977) (15,5 ± 4,6 μg/kg) nicht verhindert werden. Dabei ist allerdings zu berücksichtigen, daß durch die beiden medikamentösen Komponenten der Neuroleptanästhesie die Spontanaktivität des Sympathikus in gegensätzlicher Weise beeinflußt wird. Durch Dehydrobenzperidol wird sie gesenkt; Fentanyl in steigender Dosierung hebt diese Wirkung wieder auf (Tauberger et al. 1975a, b). In der Dosierung, die in dieser Studie angewandt wurde, steigert Fentanyl die Sympathikusaktivität deutlich (Tauberger et al. 1975a, b), so daß die Zunahme der Herzfrequenz, des arteriellen Mitteldrucks und des totalen peripheren Widerstands teilweise dadurch bedingt sein könnte.

In der Epidural- bzw. Halothangruppe schloß das Verhalten der oben genannten Kreislaufparameter eine sympathikotone Reaktion auf die Operation weitgehend aus. Der arterielle Mitteldruck war bei der Mehrzahl der Patienten widerstandsabhängig gesenkt, wobei der Druck- und Widerstandsanstieg bei insgesamt 4 Patienten (Epidurale 3, Halothan 1 Patient) durch Akrinor induziert war. Die Überprüfung der Kurvenprofile von arteriellem Mitteldruck und totalem peripheren Widerstand unterschieden sich deshalb im Lehmacher-Wall-Test nur im Vergleich zwischen der Halothan- und der Neuroleptgruppe, nicht aber zwischen der Neurolept- und der Epiduralgruppe.

Die während der Narkose und Operation unter Halothan erhobenen Befunde stimmten weitgehend mit den Ergebnissen bei freiwilligen gesunden Versuchspersonen überein (Klide et al. 1969; Eger et al. 1970, 1971; Price et al. 1970). Danach zeigte die initial deprimierte Herzfunktion im Verlauf einer länger dauernden Exposition mit Halothan eine teilweise Erholung. Obgleich das Herzzeitvolumen vorwiegend durch eine Zunahme der Herzfrequenz anstieg, blieb der arterielle Blutdruck infolge einer gleichzeitigen Widerstandsabnahme erniedrigt. Dieses Phänomen (Price et al. 1970) wurde sowohl für Halothan (Klide et al. 1969; Eger et al. 1970, 1971; Price et al. 1970) als auch für alle anderen volatilen Anästhetika (Brewster et al. 1953; Hudon et al. 1963; Cullen u. Eger 1970; Calverley et al. 1978), jedoch nicht für die Neurolept- bzw. Epiduralanästhesie beschrieben.

Die Vorbehandlung mit β-Rezeptorenblockern verhinderte ein Erholen der Herzfunktion in der Halothannarkose. Nach Ausschluß aller Faktoren, die, wie die Hyper- bzw. Hypokapnie, die Volumenzufuhr, die Muskelrelaxation oder die Stimulation durch die Operation, eine modifizierende Wirkung auf den Kreislauf in der klinischen Anästhesie haben, vermuteten Price et al. (1970) deshalb, daß dieses Kreislaufverhalten die Folge der direkten Stimulation der β-Rezeptoren durch Halothan war.

In dieser klinischen Studie konnte der Einfluß der oben genannten Faktoren auf die Herzkreislauffunktion nicht vernachlässigt werden. So war in den beiden Gruppen, die Pancuronium zur Muskelrelaxation erhalten haben, die vagolytische Wirkung dieses Medikaments (Coleman et al. 1972; Miller et al. 1975; Eriksen et al. 1977) als Teilursache einer isolierten Zunahme der Herzfrequenz zu berücksichtigen. In Abhängigkeit von der Pancuroniumdosis nahm die Herzfrequenz zu (Schaer 1972). Allerdings stellte Maunuksela (1977) fest, daß die Wirkung von Pancuronium (0,08 mg/kg) auf die Herzfrequenz, unabhängig von der Ausgangsfrequenz und der verwendeten Narkosetechnik, nur geringfügig (im Mittel +6 Schläge/min) und bereits nach wenigen Minuten abgeklungen war.

Die Wirkung der hohen thorakalen Epiduralanästhesie auf den Kreislauf war in dieser Untersuchung ausgeprägter als bei Versuchspersonen und jüngeren Patienten (Bonica 1969; Bonica et al. 1970), bei denen sich die Kreislaufverhältnisse auch während einer ausgedehnten sensiblen Blockade nicht wesentlich änderten. In Übereinstimmung mit den Befunden der vorliegenden Studie stellten Renck et al. (1976) sowie Engberg u. Wicklund (1978) fest, daß bei älteren Patienten unter Verwendung von Lokalanästhetika ohne Adrenalinzusatz der arterielle Blutdruck vorwiegend widerstandsabhängig gesenkt war. Gleichzeitig fand sich der Herzindex bei unverändertem bis leicht erhöhtem Schlagvolumen frequenzbedingt geringfügig reduziert.

Dabei genügte die Gabe von 400–700 ml Elektrolytlösung beim wachen Patienten (Engberg et al. 1974; Renck et al. 1976), bzw. von 2000–2500 ml Elektrolytlösung beim beatmeten Patienten in der vorliegenden Studie, um eine Reduktion der Vorlast des linken Herzens durch eine Umverteilung des intrathorakalen Blutvolumens in die durch Sympathikolyse weitgestellte Peripherie zu kompensieren. Dadurch wurde eine Reduktion des geförderten Herzzeitvolumens verhindert. Aus diesem Verhalten des Herzindex in Abhängigkeit von der Vorlast war eine weitgehend normale Funktion des linken Ventrikels in der Epiduralanästhesie zu vermuten.

Während sich in der Halothangruppe ein Abfall des Schlagvolumens durch eine Anhebung der Vorlast mit Infusionen ebenfalls vermeiden ließ, konnte dadurch in der Neuroleptgruppe nicht immer eine Reduktion der Auswurfleistung des linken Herzens verhindert werden. In dieser Gruppe war das linke Herz offensichtlich bei einem Teil der Patienten nicht in der Lage, seine Auswurfleistung gegen den unveränderten bzw. erhöhten arteriellen Druck bei einer Zunahme der Vorlast zu steigern. Bereits vor Abklemmen der Aorta schien die Ventrikelfunktion in der Neuroleptgruppe teilweise beeinträchtigt zu sein.

Damit zeigten die Ergebnisse dieser Studie, daß sich die Ausgangsbedingungen vor Abklemmen der Aorta abdominalis in den untersuchten Narkoseverfahren im Hinblick auf den Energiebedarf des Herzens, wie er sich aus dem Verhalten von arteriellem Druck und der Herzfrequenz ergab, unterschieden.

Auf der einen Seite ist die Ausgangssituation unter der thorakalen Epiduralanästhesie günstiger im Vergleich zur Neuroleptanästhesie, denn hier ist das linke Herz durch eine widerstandsabhängige Senkung des arteriellen Mitteldrucks und eine gleichzeitige Abnahme der Herzfrequenz entlastet. In der Neuroleptgruppe dagegen wird das Herz bei gleicher Auswurfleistung wie in der Epidural- und Halothangruppe durch eine Tachykardie und einen höheren arteriellen Mitteldruck belastet. Die Halothannarkose nimmt dabei insofern eine Mittelstellung ein, als sich neben einer widerstandsabhängigen Druckentlastung eine relative Tachykardie findet.

5.3 Einfluß der Narkose auf das Kreislaufverhalten bei Abklemmen und bei Wiederfreigabe der Aorta abdominalis

Das Abklemmen der Aorta abdominalis im Verlauf der rekonstruktiven Eingriffe an der Beckenstrombahn wird in der Regel von akuten Änderungen des arteriellen Blutdrucks begleitet. Diese können sich nachteilig auf ein vorgeschädigtes Herz auswirken (Hohf u. Sutton 1960; Mansberger et al. 1966; Attia et al. 1976; Nobbe u. Dölp 1976). Deshalb weisen die Autoren übereinstimmend darauf hin, daß es notwendig ist, Druckanstiege beim Abklemmen (Attia et al. 1976; Nobbe u. Dölp 1976) und Druckabfälle bei der Wiederfreigabe der Strombahn (Hohf u. Sutton 1960; Mansberger et al. 1966; Thompson et al. 1968, 1975) zu verhindern.

Zur Vermeidung dieser beiden Gefahrenmomente empfehlen die Autoren einerseits die Senkung des arteriellen Blutdrucks vor Abklemmen der Aorta (Attia et al. 1976; Nobbe u. Dölp 1976) und andererseits einen ausreichenden Volumenersatz vor Freigabe der Strombahn (Hohf u. Sutton 1960; Thompson et al. 1968, 1975). Silverstein et al. (1976) erreichten günstige Ausgangsbedingungen vor dem Abklemmen der Aorta, indem sie den arteriellen Blutdruck mit Natriumnitroprussid mäßig senkten. Die Ergebnisse der vorliegenden Studie zeigen jedoch, daß dieses Konzept durch die Wahl eines geeigneten Anästhesieverfahrens ohne zusätzliche Medikation verwirklicht werden kann.

Wie bereits in der operativen Phase vor Abklemmen der Aorta, so wurde das Verhalten des arteriellen Mitteldrucks auch beim Abklemmen der Aorta abdominalis durch das Narkoseverfahren beeinflußt.

In der Epiduralanästhesie wurden die Druckanstiege, die das linke Herz belasten, beim Abklemmen der Aorta weitgehend unterdrückt. In der Halothannarkose nahm der arterielle Mitteldruck initial zwar zu, aber Druckanstiege über das präoperative Niveau hinaus wurden verhindert.

In der Neuroleptgruppe wurde, ebenso wie in der Phase vor Abklemmen der Aorta, eine individuell stark variierende Druckreaktion beobachtet. Bei der Mehrzahl der Patienten wurde das linke Herz nicht nur durch einen starken Druckanstieg über das präoperative Niveau hinaus zusätzlich akut belastet, sondern gleichzeitig kam es zu einer weiteren Zunahme der Herzfrequenz und des totalen peripheren Widerstands. Drei Patienten dieser Narkosegruppe reagierten jedoch auf das Abklemmen der Aorta abdominalis mit einem deutlichen Druckabfall, der in einem Fall durch die Senkung des arteriellen Mitteldrucks [–58 mmHg (≈ –7,7 kPa)] auf 32 mmHg (≈ 4,3 kPa) ein bedrohliches Ausmaß erreichte.

In der Epidural- und Halothangruppe nahm der totale periphere Widerstand zwar erwartungsgemäß ebenfalls zu, aber aufgrund des niedrigeren Ausgangswiderstands ging der Anstieg beim Abklemmen der Aorta nicht über das präoperative Niveau hinaus. Die gleichzeitige Abnahme der Herzfrequenz war bei diesen beiden Narkoseverfahren als günstig zu bewerten, da sich daraus keine Unterschiede im geförderten Herzzeitvolumen zwischen den 3 Gruppen ergaben.

Die Kreislaufveränderung beim Abklemmen der Aorta abdominalis wird i. allg. als Folge der mechanischen Reduktion der arteriellen Strombahn aufgefaßt (Secher et al. 1956; Attia et al. 1976). Entsprechend ist die Zunahme des totalen peripheren Widerstands im Mittel um 22% in den 3 Narkoseverfahren der vorliegenden Untersuchung zu werten.

Daneben wurden aber auch reflektorisch Blutdrucksteigerungen, z.B. über eine Katecholaminfreisetzung beim Abklemmen der Aorta bzw. beim Zug am Mesenterium (Au et al. 1977) oder über eine Reninfreisetzung aufgrund einer reflektorischen Ischämie der Niere bei infrarenalem Abklemmen der Aorta diskutiert (Perry 1968; Gal et al. 1974).

Im allgemeinen werden eine gleichzeitige Zunahme von Druck und Herzfrequenz einem sympathischen und ein gleichzeitiger Abfall des Drucks und der Herzfrequenz einem vagalen Einfluß auf den Kreislauf zugeschrieben. Die in der vorliegenden Studie beobachteten Reaktionen des Blutdrucks und der Herzfrequenz lassen vermuten, daß das Kreislaufverhalten beim Abklemmen der Aorta durch den vegetativen Tonus in den untersuchten Narkoseverfahren wesentlich beeinflußt wird. Ein steuernder Einfluß des vegetativen Nervensystems auf den Kreislauf erscheint deshalb wahrscheinlich, daß in der Neuroleptanästhesie auch dann noch Reaktionen von Druck- und Herzfrequenz beobachtet wurden, wenn die Klemme auf einer bereits präoperativ verschlossenen Aorta (Leriche-Syndrom) geschlossen wurde.

Obwohl bei den beiden Patienten keine Reduktion des arteriellen Strombetts durch das Abklemmen der Aorta erfolgte, fanden sich bei ihnen ausgeprägte Reaktionen von Druck und Herzfrequenz. Ein Patient reagierte mit einem deutlichen Anstieg der Herzfrequenz (+13 Schläge/min) und des arteriellen Mitteldrucks [35 mmHg (≈ 4,7 kPa)]. Bei einem zweiten Patienten nahm die Herzfrequenz (–11 Schläge/min) und der arterielle Mitteldruck [58 mmHg (≈ –7,7 kPa)] deutlich ab.

Die Mehrzahl der Patienten in der Neuroleptgruppe zeigte mit einem z.T. erheblichen Druck- und Frequenzanstieg eine sympathikotone Begleitreaktion. Offensichtlich herrscht in diesem Narkoseverfahren, wie es bereits für die Phase vor Abklemmen der Aorta aufgezeigt wurde, eine durch den Einfluß des Sympathikotonus bestimmte Kreislaufreaktion vor.

Das schließt aber nicht aus, daß es in der Neuroleptanästhesie in seltenen Fällen zu vagalen Begleitreaktionen kommen kann, wie die Druck- und Frequenzabnahme bei einem Patienten der Studie gezeigt haben. Diese Reaktion war durch Atropin allein nicht zu beherrschen. Erst nach 2maliger Injektion von je 1 ml Akrinor normalisierte sich der arterielle Mitteldruck.

Die sympathikotonen Begleitreaktionen können durch die Kombination der Morphinnarkose mit Dehydrobenzperidol, das die α-Rezeptoren blockiert, verhindert werden (Au et al. 1977). In der vorliegenden Untersuchung erwies sich die Routinemedikation mit Dehydrobenzperidol bei der Einleitung der Neuroleptanästhesie zu diesem Zweck als unzureichend.

Bei den beiden Vergleichstechniken dagegen genügte offensichtlich die spezifische Wirkung der Epiduralanästhesie (Bonica 1969; Bonica et al. 1970) und der Halothannarkose (Bristow et al. 1969a, b; Millar et al. 1969) auf den Sympathikus, um Druckreaktionen beim Abklemmen der Aorta zu hemmen bzw. abzuschwächen. So spiegelte sich im Verhalten des Mittelwerts und der Standardabweichungen des arteriellen Mitteldrucks eine tatsächlich geringe individuelle Reaktion des Parameters in der Epiduralgruppe wieder. Dies gilt für dieses Narkoseverfahren auch im Hinblick auf die in ihren hämodynamischen Ausgangsbedingungen unterschiedlichen Aneurysmen und totalen Verschlüsse der Aorta.

Das Druckverhalten war in der Halothangruppe im Vergleich zur Neuroleptanästhesie einheitlich. Die maximale Druckzunahme blieb, unabhängig davon, ob ein Aortenaneurysma oder ein Leriche-Syndrom vorlag, auf 41 mmHg (≈ 5,5 kPa) begrenzt. Gleichzeitig nahm die Herzfrequenz in der Epidural- und Halothangruppe ab. Dies Verhalten der Herzfrequenz ließ einen vorwiegend vagalen Einfluß in den beiden Narkoseverfahren vermuten, ohne daß allerdings ein wesentlicher Abfall des arteriellen Mitteldrucks zu beobachten gewesen wäre.

Durch den Vergleich der Kurvenprofile des arteriellen Mitteldrucks im Lehmacher-Wall-Test (1978) ließen sich die aufgezeigten Reaktionen als spezifisch für die Neuroleptgruppe einerseits und für die Epiduralgruppe andererseits klassifizieren.

Die akuten Drucksteigerungen gefährden die Patienten mit einer koronaren Herzerkrankung, wie Attia et al. (1976) gezeigt haben. Demnach treten 1–5 min nach Abklemmen der Aorta bei Patienten mit einer Koronarsklerose die Zeichen einer Myokardischämie und Herzinsuffizienz auf. Eine Gefährdung der O_2-Versorgung des Myokards ist theoretisch auch nach den Untersuchungen von Sonnenblick u. Downing (1963) und Sonnenblick et al. (1968) und Braunwald (1969, 1971) zu erwarten, denn der myokardiale O_2-Verbrauch steigt bei einer Anhebung des arteriellen Mitteldrucks proportional stärker an, als es der druckpassiven Zunahme der koronaren Durchblutung entspricht.

Nimmt gleichzeitig die Herzfrequenz, eine weitere Determinante des myokardialen O_2-Verbrauchs, zu (Sarnoff u. Berglund 1954; Sarnoff et al. 1954), so kann der O_2-Bedarf die Kapazität der koronaren Zirkulation überschreiten (Goldreyer et al. 1976), und als Folge nimmt dann die Auswurfleistung des Herzens bei steigenden rechtskardialen Drücken ab.

Ein akuter Abfall des arteriellen Mitteldrucks von dem Ausmaß, wie es in der Neuroleptgruppe beobachtet wurde, dürfte ebenfalls die Koronardurchblutung gefährden. Ein Niveau des arteriellen Mitteldrucks von 32 mmHg (≈ 4,3 kPa) ist bei diesen Patienten nicht genügend hoch, um eine ausreichende Koronardurchblutung sicherzustellen.

Entsprechend therapieresistent war ein solcher Druckabfall. 1 mg Atropin, das zur Therapie der vagal bedingten Frequenz- und Blutdruckabfälle indiziert ist, zeigte kaum eine Wirkung auf die Herzfrequenz und den Blutdruck. Erst nach einer relativ hohen Dosis von insgesamt 2 ml Akrinor normalisierte sich der Blutdruck. In diesem Fall, der wegen eines Leriche-Syndroms operiert wurde, entwickelte sich als Folge des reflektorischen Blutdruckabfalls eine Myokardinsuffizienz.

Als primäre Ursache des Blutdruckabfalls 1 min nach Abklemmen der Aorta war ein akutes Linksherzversagen bei 2 weiteren Patienten in Neuroleptanästhesie nicht auszuschließen. Gleichzeitig stiegen bei diesen Patienten die Herzfrequenz und die rechtskardialen Drücke an, während der Herzindex abfiel.

Unabhängig von diesen Einzelfällen kam auch im Kreislaufverhalten der gesamten Neuroleptgruppe eine Beeinträchtigung der Myokardfunktion während der Abklemmphase zum Ausdruck. Bei im Mittel unveränderten rechtskardialen Drücken nahm nach einem initialen Anstieg der arterielle Mitteldruck durch eine Reduktion des Herzindex (–21%) ab, wobei die Zunahme der Herzfrequenz eine offensichtliche Abnahme des Schlagvolumens am Herzindex nicht kompensierte. Entsprechend deutlich nahm die Schlagarbeit ab (–29%).

Im Hinblick auf den myokardialen O_2-Bedarf ist das Verhalten des arteriellen Mitteldrucks und der Herzfrequenz während einer Epidural- bzw. Halothannarkose in der Abklemmphase der Aorta im Vergleich zur Neuroleptanästhesie als günstiger zu werten. In den beiden Narkoseverfahren wurden weder extreme Druckanstiege noch extreme -abfälle beobachtet.

Bei der Kreislaufreaktion während der Abklemmphase dürfte es sich in der Epidural- und Halothangruppe teilweise um eine reflektorische Anpassung der Auswurfleistung des Herzens an das mechanisch reduzierte arterielle Strombett handeln. Zwar nahm der Herzindex in den beiden Gruppen ebenfalls im Mittel um 22% ab. Diese Reduktion wurde aber teilweise durch eine Abnahme der Herzfrequenz bedingt.

Der offensichtlich geringeren Abnahme des Schlagvolumens entsprach eine im Vergleich zur Neuroleptanästhesie geringere Reduktion der Schlagarbeit (Epidural –12%, Halothan –14%). In diesem Kreislaufverhalten der Epidural- und Halothangruppe kommt eine weniger ausgeprägte Beeinträchtigung der Myokardfunktion als in der Neuroleptgruppe zum Ausdruck. Dies bestätigte sich auch im Verhalten des Herzindex bei einer Anhebung der Vorlast durch die Infusion von 1000 ml Proteinlösung am Ende der Abklemmphase, die entsprechend der Empfehlung von Thompson et al. (1968, 1975) zur Vermeidung extremer Blutdruckabfälle beim Lösen der Aortenklemmen durchgeführt wurde.

Das Verhalten des Herzindex erlaubt bei einer Anhebung des Drucks vor dem linken Herzen (Vorlast) durch Infusionen Rückschlüsse auf die Myokardfunktion. Ein suffizientes Myokard ist in der Lage, seine Auswurfleistung gegen den Druck in der Aorta (Nachlast) zu steigern (Sarnoff u. Berglund 1954; Sarnoff et al. 1954; Imperial et al. 1961; Sonnenblick u. Downing 1963; Urschel et al. 1968). In der vorliegenden Studie leitete sich aus der Beziehung zwischen Vorlast und Herzindex eine normale Myokardfunktion in der Halothannarkose am Ende der Abklemmphase ab.

Keine Reaktion des Myokards auf die Erhöhung des Füllungsdrucks fand sich in der Epiduralgruppe. In der Neuroleptgruppe dagegen offenbarte die Tendenz zur inversen Abhängigkeit zwischen Vorlast und Herzindex bei einem Teil der Patienten eine Beeinträchtigung der Myokardfunktion.

Die Ergebnisse in der Neuroleptanästhesie sind insofern überraschend, da weder von den einzelnen bei dieser Narkose eingesetzten Medikamenten (Kreuscher 1969; Kettler 1973; Sonntag 1973) noch von deren Kombination (Moran et al. 1972; Patschke et al. 1976, 1977) eine negativ inotrope Wirkung auf das Herz beobachtet wird. Offensichtlich aber kann das linke Herz bei einem Teil der Patienten dieser Gruppe seine Auswurfleistung bei einer Anhebung der Vorlast gegen den hohen Druck in der Aorta während der Abklemmphase nicht steigern.

Die adäquate Reaktion des Myokards bei der Volumenbelastung in der Halothannarkose, von der allgemein eine negativ inotrope Wirkung auf das Herz (Prys-Roberts et al. 1971, 1974; Moran et al. 1972; Shimosato u. Yasuda 1978; Shimosato et al. 1978) beschrieben wurde, unterstreicht die Bedeutung der Nachlast für die Myokardfunktion des in seiner Leistungsbreite eingeschränkten Herzens. In diesem Narkoseverfahren ist der arterielle Mitteldruck deutlich gesenkt.

Eine Senkung der Nachlast verbessert nach den Befunden zahlreicher Autoren die Auswurfleistung auch eines insuffizienten Herzens (Sarnoff u. Berglund 1954; Sarnoff et al. 1954; Imperial et al. 1961; Sonnenblick u. Downing 1963; Urschel et al. 1968). Dies gilt nach den Untersuchungen von Prys-Roberts et al. (1968, 1974) in der Halothannarkose nur, solange der Kohlensäurepartialdruck im arteriellen Blut normal gehalten wird. Bei den 22 Patienten der Halothangruppe wurde ein normaler Kohlensäurepartialdruck und Säurebasenstatus gemessen.

Obwohl der arterielle Mitteldruck in der Epiduralgruppe in gleichem Umfang gesenkt war wie in der Halothangruppe, bestand in diesem Narkoseverfahren keine Beziehung zwischen der Vorlast und dem Herzindex. Deshalb war hier der Einfluß zusätzlicher Faktoren zu vermuten, die die Herzfunktion modifizierten. Diese Vermutung liegt nahe, da andere Autoren (Sjögren u. Wright 1972; Engberg et al. 1974; Renck et al. 1976; Ottesen 1978) unter Normokapniebedingungen und bei gleicher Ausdehnung der sensiblen Analgesiegrenze bis zum 5. thorakalen Segment eine adäquate Reaktion des Myokards auf die Anhebung der Vorlast feststellen.

Durch eine Hypokapnie allerdings (McElroy et al. 1958; Darby et al. 1960; Monroe et al. 1960; Clowey et al. 1961; Nejad u. Odgen 1967) kann die Funktion des linken Ventrikels beeinträchtigt werden. So finden Prys-Roberts et al. (1968) bei einer ausgeprägten Hypokapnie in der Halothannarkose ein inverses Verhalten zwischen Vorlast und Herzindex.

In der vorliegenden Studie kann aber bereits bei der relativ geringen Verschiebung des pH-Werts im arteriellen Blut im Mittel von 7,40 auf 7,34 bei normalem p_aCO_2 in der Neuroleptgruppe bzw. der Senkung des Kohlensäurepartialdrucks im arteriellen Blut im Mittel von 38 mmHg ($\approx$ 5,1 kPa) auf 32 mmHg ($\approx$ 4,3 kPa) in der Epiduralgruppe und einem pH von 7,39 ein entsprechend ungünstiger Einfluß auf die Myokardfunktion nicht ausgeschlossen werden.

Kreislaufverhalten nach Lösen der Klemmen auf den beiden Schenkeln der Y-Prothese. Durch die prophylaktische Infusion von 1000 ml Proteinlösung vor Freigabe der Strombahn wurde ein Abfall des arteriellen Mitteldrucks beim Lösen der Klemmen auf den distalen Schenkeln der Y-Prothese in den 3 Narkoseverfahren nicht verhindert.

Durch die mechanische Erweiterung der Strombahn um 2 durch die lokale Azidose und Hypoxie maximal weitgestellte Gefäßabschnitte nahmen der arterielle Mitteldruck und der periphere Gesamtwiderstand jeweils akut ab.

Ebenso wie in der vorausgegangenen Phase der Operation läßt die auffällige Parallelität im Verlauf der Druck- und Widerstandskurven in Verbindung mit der Herzfrequenz einen modifizierenden Einfluß des vegetativen Nervensystems auf die Kreislaufreaktion nach Lösen der Klemmen in den untersuchten Narkoseverfahren vermuten. So dürfte der intakte Sympathikus in der Neuroleptanästhesie die schnelle Kompensation der Blutdruckabfälle gewährleisten, die der Widerstandssenkung bei der Freigabe der Aorta abdominalis folgen (Hohf u. Sutton 1960; Strandness et al. 1961; Andersen u. Mauritzen 1966; Mansberger et al. 1966; Provan et al. 1966). Schon 5 min nach dem initialen Abfall erreichte der arterielle Mitteldruck vorwiegend durch eine Widerstandszunahme die Ausgangswerte vor Lösen der beiden Klemmen. Dabei war die Reaktion bei Freigabe der 2. Anastomose überschießend.

Die Dämpfung des zentralen Sympathikus in der Halothannarkose (Bristow et al. 1969b; Millar et al. 1969) schloß ebenfalls eine frühe Gegenregulation nicht aus. Beim Öffnen der ersten Klemme kompensierte vorwiegend die steigende Auswurfleistung, bei unverändert erniedrigtem Widerstand, den Blutdruckabfall. 5 min nach Freigabe der 2. Anastomose erreichte der arterielle Mitteldruck, jedoch vorwiegend durch eine Widerstandszunahme, das Ausgangsniveau.

Die Blockade des peripheren Sympathikus in der Epiduralanästhesie dagegen verzögerte und schwächte die Gegenregulation deutlich ab. Dadurch wurde der arterielle Mitteldruck und periphere Widerstand im gesamten Verlauf der Phase III und IV gegenüber der Kontrolle vor Freigabe erniedrigt gefunden.

Die Patienten mit einer koronaren Herzerkrankung sind aber durch diese akuten Druckänderungen besonders gefährdet. Da bei ihnen die autoregulative Anpassung der koronaren

Durchblutung durch die arteriosklerotischen Wandveränderungen der Koronargefäße eingeschränkt ist, erfolgt die Regulation der myokardialen Durchblutung nur mehr vorwiegend druckpassiv. Die Gefahr einer Myokardischämie wird deshalb vor allem durch die Drucksenkungen bei der Freigabe der Aorta angenommen (Hohf u. Sutton 1960; Lutz u. Müller 1967; Thompson et al. 1968, 1975; Nobbe u. Dölp 1976). Eine Myokardischämie bzw. eine Herzinsuffizienz als Folge der Blutdrucksenkung beim Lösen der Klemme ist aber in keiner der genannten Untersuchungen tatsächlich nachgewiesen worden. Entgegen dieser Auffassung haben die Befunde zahlreicher Untersuchungen gezeigt, daß sich eine mäßige Senkung des Druckanteils an der Herzarbeit günstig auf das Verhältnis zwischen der Durchblutung und dem O_2-Verbrauch des Myokards auswirkt (Sarnoff u. Berglund 1954; Sarnoff et al. 1954; Siegel u. Sonnenblick 1964; Forrester et al. 1975). Dadurch wird auch das insuffiziente Herz in die Lage versetzt, gegen eine verminderte Nachlast seine Auswurfleistung zu steigern (Sarnoff u. Berglund 1954; Sarnoff et al. 1954; Siegel u. Sonnenblick 1964; Forrester et al. 1975).

Entsprechend zeigte der kontinuierliche Anstieg des Herzindex und der Schlagarbeit, nach der Druckentlastung durch das Lösen der Klemmen, eine zunehmende Erholung der Herzfunktion in den untersuchten Narkoseverfahren an.

In Übereinstimmung mit diesen Ergebnissen beobachteten Attia et al. (1976) erst nach Entlastung des linken Herzens eine Rückbildung der Zeichen einer Myokardischämie und Herzinsuffizienz, die 1–5 min nach Abklemmen der Aorta bei Patienten mit einer Koronarsklerose auftreten und bis zum Abnehmen der Aortenklemme bestehen.

Im Gegensatz zur Annahme der Gefahr einer Myokardischämie bei Drucksenkung ergibt sich in Übereinstimmung mit der Untersuchung von Attia et al. (1976) eine Gefährdung durch die Druckbelastung beim Abklemmen.

Die Ergebnisse der vorliegenden Studie zeigten aber, daß durch die Wahl eines geeigneten Narkoseverfahrens die Kreislaufbedingungen erreicht werden, bei denen auch das in seiner Leistungsbreite eingeschränkte Herz die zusätzlichen Kreislaufbelastungen durch das Abklemmen der Aorta abdominalis besser toleriert. Dabei unterstützte die spezifische Wirkung der Epidural- bzw. Halothannarkose auf den Sympathikus die Anpassung der Herzkreislauffunktion an das mechanisch veränderte arterielle Strombett. Diese Vorteile der Epidural- und Halothannarkose im Vergleich zur Neuroleptanästhesie wurden durch die Kreislaufreaktion nach Freigabe der Aorta nicht eingeschränkt. Dabei wurden die Blutdruckabfälle beim Lösen der Klemmen nur in der Halothannarkose ebenso schnell kompensiert wie in der Neuroleptgruppe, während in der Epiduralgruppe der arterielle Mitteldruck infolge einer verzögerten Gegenregulation für längere Zeit erniedrigt blieb.

In der Epiduralgruppe wurde aber infolge der begleitenden Vasodilatation, vorwiegend im Bereich der unteren Extremität, bei kontinuierlich ansteigendem Herzindex eine höhere Durchströmung des rekonstruierten Gefäßabschnitts erreicht als in der Neuroleptgruppe mit einem widerstandsabhängig höheren Perfusionsdruck.

5.4 Einfluß von Narkose und Operation auf den O_2-Verbrauch und den Metabolismus

Obwohl sich die Kreislaufbedingungen in der Halothan- und Epiduralgruppe im Hinblick auf die Belastung des Herzens während der Abklemmphase als günstig erwiesen haben, bleibt bisher jedoch offen, ob bei diesen Narkoseverfahren eine adäquate Versorgung der Gewebe mit O_2 gewährleistet ist.

O_2-Verbrauch. Bei offensichtlich gleicher Perfusion und gleichem O_2-Transport in die Gewebe ergaben sich nach dieser Studie keine statistisch zu sichernden Unterschiede im O_2-Verbrauch zwischen den 3 Narkoseverfahren. In den untersuchten Verfahren zeigte sich mit einer initialen Abnahme des O_2-Verbrauchs bis zum Zeitpunkt vor Abklemmen der Aorta und mit einem dann anschließenden kontinuierlichen Wiederanstieg bis zum Narkoseende ein einheitliches Verhalten. Die dabei beobachteten sehr hohen und weit überlappenden Standardabweichungen dieses errechneten Parameters wiesen jedoch auf eine erhebliche Varianz im individuellen O_2-Verbrauch vor und während der Narkose und Operation, so daß die initiale Senkung der Mittelwertniveaus (Halothan- und Neuroleptgruppe je 35%, Epiduralgruppe 8%) gegenüber der präoperativen Kontrolle lediglich einen Trend im Verhalten des Gesamt-O_2-Verbrauchs in den untersuchten Narkoseverfahren beschrieben.

Unter dem Einfluß der Allgemeinnarkose wird in der Regel eine Senkung des präoperativ erhöhten O_2-Verbrauchs auf Werte unter Ruheumsatzbedingungen (Holmgren et al. 1957; Theye 1967; Theye u. Michenfelder 1975; Maunuksela 1977), selten auf ein niedrigeres Niveau (Brismar et al. 1977) beobachtet. Theye u. Michenfelder (1975a, b) stellen für die Allgemeinanästhesie die These auf, daß die Narkose den O_2-Verbrauch nicht durch eine allgemeine Stoffwechseldepression, sondern über eine Änderung der Funktion und damit des Energiebedarfs einzelner Organe beeinflußt. Entsprechend senkt die Herabsetzung des Muskeltonus durch Muskelrelaxantien, die Übernahme der Atemarbeit durch den Respirator und ein Temperaturabfall bei ausreichender Narkosetiefe den Gesamt-O_2-Verbrauch um insgesamt 10–20% (Theye et al. 1967).

Die Ergebnisse der vorliegenden Studie bestätigten diese Befunde (Theye 1967; Theye u. Michenfelder 1975a, b; Maunuksela 1977), für die Halothan- und Neuroleptanästhesie allerdings nur in der Tendenz. In der hohen thorakalen Epiduralanästhesie war keine wesentliche Senkung des Gesamt-O_2-Verbrauchs zu erwarten, da ihre Wirkung regional begrenzt ist. So bleiben bei einer Ausdehnung der oberen Analgesiegrenze bis zum 5. thorakalen Segment, das Gehirn, die Muskulatur der oberen Extremitäten sowie ein Teil der Interkostalmuskulatur und das Diaphragma in ihrer Funktion unbeeinflußt. Dabei war ein zusätzlicher Einfluß auf den O_2-Verbrauch durch die Sedierung mit Diazepam allein (D'Amelio et al. 1973) oder durch die Beatmung ohne Muskelrelaxation (Theye 1967) nicht zu erwarten.

In Übereinstimmung mit den Ergebnissen anderer Autoren bei wachen Patienten (Cerilli u. Engell 1966; Stevens et al. 1968) ändert sich der Gesamt-O_2-Verbrauch des Organismus in der Epiduralgruppe nicht wesentlich. Die sehr hohen Standardabweichungen deuteten dabei allerdings auf eine erhebliche Varianz des individuellen O_2-Verbrauchs in den untersuchten Narkoseverfahren, so daß sich in der vorliegenden Studie neben einer Senkung des Energiebedarfs durch die Narkose im Einzelfall eine erhebliche Steigerung des O_2-Verbrauchs fand.

Eine Zunahme des O_2-Verbrauchs wird immer dann beobachtet, wenn infolge einer nicht ausreichenden Sedierung oder Narkosetiefe eine sympathikotone Reaktion auf die Operation oder eine Gegenregulation auf einen Temperaturabfall den Energiebedarf des Organismus erhöhen (Theye 1967; Theye u. Tuohy 1964). Ergänzend berichten mehrere Autoren (Karetzky u. Cain 1969, 1970; Cain 1970; Khambatta u. Sullivan 1973), daß der O_2-Verbrauch während einer Hypokapnie, die durch passive Hyperventilation ausgelöst ist, ebenfalls ansteigt.

So war neben einer Reduktion des O_2-Verbrauchs durch die untersuchten Narkoseverfahren auch eine Steigerung des O_2-Verbrauchs durch die obengenannten Faktoren anzunehmen. Dabei erlaubte der mehr oder weniger veränderte O_2-Verbrauch in den Gruppen keine Rückschlüsse darauf, ob der O_2-Verbrauch dem tatsächlichen Bedarf der Organe entsprach.

Säurebasenstatus und Laktatspiegel. Die Kriterien für eine Minderdurchblutung der Gewebe sind eine Laktatämie und eine metabolische Azidose (Peretz et al. 1964, 1965). Als Ursache der Laktatämie wird neben einer Überproduktion von Laktat in den Geweben unter Hypoxiebedingungen gleichzeitig eine Verwertungsstörung in Leber, Niere und anderen Organen diskutiert (Kreisberg 1974a, b).

In dieser Studie stieg der Laktatspiegel in den 3 Narkosegruppen deutlich an, ohne daß sich aus der zentralvenösen Sättigung und der arteriovenösen Gehaltsdifferenz Hinweise für eine vermehrte O_2-Ausschöpfung oder Hypoxämie ergaben. Dennoch konnte in der Neuroleptgruppe eine Minderperfusion der Gewebe infolge Vasokonstriktion nicht ausgeschlossen werden.

Nach Untersuchungen von Zweifach (1974a, b) wird eine bedarfsgerechte Durchblutung der Gewebe nicht von der absoluten Höhe des Perfusionsdrucks, sondern von dem widerstandsabhängigen Abstrom des Herzzeitvolumens in die Gewebe bestimmt.

Bei gleichem Perfusionsvolumen, aber höherem Perfusionsdruck und zeitweise höherem Gesamtwiderstand als in der Epidural- und Halothangruppe, fiel der pH-Wert in der Neuroleptgruppe im Verlauf der Operation kontinuierlich ab. Dabei kompensierte in diesem Narkoseverfahren zwar der schnelle Anstieg des peripheren Widerstands Blutdruckabfälle beim Lösen der Klemmen, dadurch wurde aber gleichzeitig ein deutlicher „Auswasch"-Effekt (Baue u. McCherkin 1965; Mansberger et al. 1966) aus dem Gefäßgebiet verhindert, dessen Durchblutung für 1–2 h unterbrochen war. Auch 4–6 h nach Narkoseende waren in der Neuroleptanästhesie keine wesentlichen Tendenzen zur Normalisierung des pH-Werts festzustellen (Wüst et al. 1978, 1980).

In der Epidural- und Halothangruppe dagegen wurde ein Abfall des im Vergleich zur Neuroleptgruppe höheren pH-Werts nur als „Auswasch"-Effekt nach Freigabe der Strombahn beobachtet. Im Gegensatz zur Neuroleptanästhesie genügte das gleiche Perfusionsvolumen bei niedrigerem Perfusionsdruck und peripherem Widerstand, um den Abfall des pH-Werts beim Lösen der Klemmen bis zum Ende der Epidural- und Halothannarkose weitgehend zu kompensieren. Damit war in diesen beiden Gruppen eine Minderperfusion als Ursache der Laktatämie weitgehend ausgeschlossen.

Eine Laktatämie wird aber während der Narkose auch ohne Hypoxämie der Gewebe beobachtet. Unter anderem wird eine respiratorische Alkalose (Huckabee 1958; Eldrige u. Salzer 1967) bzw. die Halothannarkose (Randle et al. 1964; Merin et al. 1971, 1976) von einer Laktatämie begleitet.

So war in der Epiduralgruppe der vorliegenden Studie die Senkung des p_aCO_2 auf 32–33 Torr ($\approx$ 4,3–4,4 kPa) als Ursache der Laktatämie zu vermuten. Dabei ist für die Hypokapnie bisher nicht geklärt, ob die Laktatämie als Folge einer metabolischen Kompensation auf die Erhöhung des pH-Werts (Huckabee 1958) oder als Zeichen einer Minderversorgung der Gewebe infolge Vasokonstriktion zu werten ist (Eldrige u. Salzer 1967; Karetzky u. Cain 1969, 1970; Cain 1970; Khambatta u. Sullivan 1973).

Die Laktatämie während der Halothannarkose wird auf einen Insulinmangel infolge Hemmung der Insulinsekretion durch Halothan zurückgeführt (Randle et al. 1964; Biebuyck et al. 1972; Merin et al. 1971, 1976). Dadurch wird einerseits der Abbau der Glukose in der Peripherie über die Zwischenstufe des Laktats hinaus gehemmt (Randle et al. 1964) und andererseits die Verwertung des Laktats in der Leber verhindert (Randle et al. 1964; Biebuyck et al. 1972).

Bei diesen Patienten, die häufig einen Hypertonus aufweisen, ist jedoch nach Auffassung zahlreicher Autoren eine stoffwechseladäquate Versorgung der Gewebe nur dann gewährleistet, wenn ein Perfusionsdruck in Höhe der präoperativen Kontrolle aufrechterhalten wird (Lutz u. Müller 1967; Newman 1971; Lewis u. Mackenzie 1972a, b).

Die Ergebnisse dieser Studie zeigten jedoch durch das Verhalten des pH-Werts, daß eine ausreichende Perfusion der Gewebe auch bei der erreichten mäßigen widerstandsabhängigen Drucksenkung während der Narkose und Operation eines aortofemoralen Bypass gewährleistet ist.

5.5 Narkose- und Operationsletalität

Von den 68 Patienten, deren Untersuchungsergebnisse in der vorliegenden Studie zusammengestellt sind, verstarben zwischen dem 2. und 43. postoperativen Tag 11 Patienten. Kein Patient verstarb intraoperativ.

Die Anlage eines aortofemoralen Bypass ist in dieser Untersuchung bei Patienten mit einem Aortenaneurysma mit einer höheren Letalität belastet als bei Patienten, bei denen die Indikation zur Operation wegen chronisch arterieller Durchblutungsstörungen gestellt wurde. Von anderer Seite wird die Operationsletalität nach einem aortofemoralen Bypass wegen chronisch arterieller Durchblutungsstörungen mit 3%–7,7% angegeben (Lutz u. Müller 1967; Vollmar 1967; Thompson et al. 1968, Metz et al. 1975). Nur Becker et al. (1973) geben bei dieser Operationsindikation mit 15,4% (bei 286 Patienten) eine höhere Letalität an.

Nach Aortenaneurysmen wird die Operationsletalität des aortofemoralen Bypass mit 7,5%–10% angegeben. Sie ist damit doppelt so hoch wie nach Operationen, die wegen chronisch arterieller Durchblutungsstörungen durchgeführt wurden (Thompson et al. 1968; Heberer et al. 1972).

Entsprechend dem hohen kardialen Risiko, das die Patienten aufweisen, werden in erster Linie kardiale Ursachen für die perioperative Letalität genannt (Lutz u. Müller 1967; Vollmar 1967; Thompson et al. 1968, 1975; Becker et al. 1973; Metz et al. 1975). In Übereinstimmung mit diesen Ergebnissen fand sich in der vorliegenden Studie bei 10 der 11 verstorbenen Patienten ein akutes Herzversagen, das bei 3 Patienten durch einen Herzinfarkt ausgelöst wurde. Bei 3 Patienten sind chirurgische Komplikationen (2 Patienten Nachblutung, 1 Patient Prothesenverschluß) als Teilursache des Todes nicht auszuschließen. In diesem Zusammenhang ist festzuhalten, daß als Folge der Senkung des arteriellen Drucks auf Normalwerte letale kardiovaskuläre Komplikationen in der Epidural- und Halothangruppe nicht häufiger als in der Neuroleptgruppe mit einem hohen Druckniveau beobachtet wurden.

Während sich in der vorliegenden Studie die Narkoseverfahren in Hinblick auf die Sterblichkeit nicht unterschieden, zeichnete sich in einer retrospektiven Untersuchung mit größeren Fallzahlen (Wüst et al. 1976c), ebenso wie in der vorliegenden Studie, ein Einfluß des Narkoseverfahrens auf sekundäre Faktoren, wie Lungenfunktionsstörungen, ab. Die erstgenannte Studie wurde bei 149 Patienten durchgeführt, bei denen in den Jahren 1973–1975 ein aortofemoraler Bypass wegen chronisch arterieller Durchblutungsstörung angelegt wurde.

In der Gruppe mit Allgemeinnarkose (NLA 49 Patienten, Halothan 16 Patienten) und Pethidin zur postoperativen Schmerzbekämpfung, betrug die Häufigkeit von Infiltrationen in der Röntgenaufnahme des Thorax 60% (39 Patienten) (Wüst et al. 1976c).

In einer 2. Gruppe von 84 Patienten, die mit der kontinuierlichen Epiduralanästhesie behandelt wurden, fanden sich bei 31 Patienten (36,9%) Infiltrationen der Lunge. Gleichzeitig betrug die Letalitätsrate in der Allgemeinnarkosegruppe bei 65 Patienten (Risikogruppe I und II: 49 Patienten bzw. Risikogruppe III: 18 Patienten) 15,4% (10 Patienten).

Bei Anwendung der Epiduralanästhesie zur postoperativen Schmerzbehandlung verstarben von 84 Patienten (Risikogruppe I und II: 39 Patienten bzw. Risikogruppe III und IV: 45 Patienten) 7 Patienten (8,3%).

In Übereinstimmung mit diesen Ergebnissen zeigte sich auch in der vorliegenden Studie ein eindeutiger Einfluß des Narkoseverfahrens auf die Häufigkeit von pulmonalen Komplikationen, die sehr schnell zu einem Herzversagen führen können (Wüst et al. 1978, 1980).

Obwohl bei allen 68 Patienten die postoperative Schmerzbehandlung über den präoperativ gelegten Epiduralkatheter durchgeführt wurde, zeigten von 23 nur 5 Patienten in der Epidural- und von 22 nur 7 Patienten in der Halothangruppe Infiltrationen auf der Röntgenaufnahme des Thorax am 1. postoperativen Tag. Nach der Neuroleptanästhesie dagegen fanden sich bei 16 der 23 Patienten Infiltrationen der Lunge. Gleichzeitig war der Sauerstoffpartialdruck im arteriellen Blut in der Neuroleptgruppe gegenüber der präoperativen Kontrolle auf 72% deutlicher gesenkt als in der Epidural- und Halothangruppe (88%).

Eine manifeste respiratorische Insuffizienz machte in der Neuroleptgruppe bei 6 Patienten die Intubation und Beatmung erforderlich. Die Notwendigkeit zur Beatmung ergab sich in der Halothangruppe bei 4 Patienten und in der Epiduralgruppe bei 3 Patienten.

Danach erweist sich die Epiduralanästhesie zur Narkose und postoperativen Schmerzbehandlung bei aortofemoralen Bypassoperationen im Vergleich zur Neuroleptanästhesie als günstiger (Wüst et al. 1978, 1980).

Diese Befunde werden in Hinblick auf die respiratorischen Komplikationen nach aortofemoralen Bypassoperationen durch die Ergebnisse einer konsekutiven Studie bestätigt, die in den Jahren 1977 bis 1979 an 241 Patienten durchgeführt wurde (Sandmann et al. 1979). Bei ausschließlicher Anwendung der Epiduralanästhesie bei Patienten des gleichen Alters und Risikos, die wegen chronisch arterieller Durchblutungsstörungen operiert wurden, fanden sich bei 39 (16,2%) der Patienten Infiltrationen der Lunge auf der Röntgenaufnahme des Thorax am 1. postoperativen Tag. Bei 4 Patienten machte eine respiratorische Insuffizienz die Beatmung erforderlich. Die Letalität betrug 4% (10 Patienten) (Sandmann et al. 1979).

Damit scheint nachgewiesen zu sein, daß die Letalitätsrate bei Anwendung der Epiduralanästhesie entscheidend gesenkt werden kann. Dieser Befund bedarf jedoch der Überprüfung in einer prospektiven randomisierten Studie mit ausreichend großen Gruppen.

6 Zusammenfassung

In der vorliegenden prospektiven randomisierten Studie wurden die Veränderungen der Herzkreislauffunktion sowie des Metabolismus während aortofemoraler Bypassoperationen unter dem Einfluß der Neuroleptanalgesie Typ II (n = 23), der Halothannarkose (n = 22) und der kontinuierlichen thorakalen Epiduralanästhesie (n = 23) an insgesamt 68 Patienten der Risikogruppen I–IV untersucht. Alle Patienten wurden mit einem Lachgas-Sauerstoffgemisch im Verhältnis 2 l : 2 l kontrolliert beatmet.

Die vorliegende Untersuchung beschäftigt sich hauptsächlich mit der Frage, inwieweit Druckreaktionen beim Abklemmen der Aorta abdominalis durch das Narkoseverfahren beeinflußt werden und ob es ein Narkoseverfahren gibt, das unerwünschte Kreislaufveränderungen soweit mildert, daß seine bevorzugte Anwendung zu empfehlen wäre.

Die Wirkung der 3 Narkoseverfahren auf den Kreislauf wurde durch die Messung der Herzfrequenz, des arteriellen Mitteldrucks, der rechtskardialen Drücke sowie des Herzzeitvolumens und die Wirkung auf den Stoffwechsel durch die Bestimmung der Blutgase im arteriellen und gemischt-venösen Blut, des Säurebasenstatus im arteriellen Blut und des Laktatspiegels im gemischt-venösen Blut untersucht.

Diese Meßergebnisse wurden durch die Berechnung zusätzlicher Parameter wie Herzindex, totaler peripherer Widerstand, arteriovenöse O_2-Gehaltsdifferenz sowie O_2-Transport und O_2-Verbrauch ergänzt.

Die Beurteilung der Wirkung erfolgte nicht nur durch den Niveauvergleich der Mittelwerte charakteristischer hämodynamischer und metabolischer Variablen mit der Varianzanalyse, sondern auch durch den Vergleich von Reaktionsmustern der Parameter während charakteristischer Phasen der Narkose und Operation, wie der Beginn der Operation, das Abklemmen und die Wiederfreigabe der Aorta abdominalis mit dem Lehmacher-Wall-Test.

Bei gleichen Ausgangswerten vor Narkosebeginn haben die untersuchten Narkoseverfahren eine unterschiedliche Wirkung auf den arteriellen Blutdruck und die Herzfrequenz. Im Verlauf der Operation wurden durch die Epidural- (17 Patienten) und Halothananästhesie (19 Patienten) der arterielle Druck und der totale periphere Widerstand deutlich gesenkt (mittlere Senkung des arteriellen Mitteldrucks in %: Epidural 23,8 ± 5,9; Halothan 19,4 ± 4,7; mittlere Senkung des totalen peripheren Widerstands in %: Epidural 14,9 ± 13,3; Halothan 21,7 ± 12,9.

Demgegenüber steht in der Neuroleptgruppe (19 Patienten) ein widerstandsabhängig (mittlere Änderung in %: 1,8 ± 18,5) gegenüber der präoperativen Kontrolle unverändert hoher arterieller Mitteldruck (mittlere Abnahme in %: 7,3 ± 7,7).

Bei gleichem Herzindex und gleichen Drücken im rechten Vorhof, in der Arteria pulmonalis und den Lungenkapillaren fand sich gleichzeitig in der Halothan- und Neuroleptgruppe eine relative Tachykardie (mittlere prozentuale Zunahme der Herzfrequenz: Neurolept 14,6 ± 4,9; Halothan 9,9 ± 4,9) und in der Epiduralgruppe eine relative Bradykardie (mittlere Abnahme der Herzfrequenz in %: 8,0 ± 3,6).

Dies Verhalten der Herzfrequenz läßt sich durch den Vergleich der Kurvenprofile als narkosespezifisch charakterisieren. Gleichzeitig bestand nur während der ersten Phase der Operation ein Unterschied im Druck- und Widerstandsverhalten zwischen der Halothan- und Neuroleptanästhesie, nicht jedoch im Vergleich der Epidural- mit der Neuroleptanästhesie. In beiden Gruppen wurden widerstandsabhängig neben Drucksenkungen auch -anstiege beobachtet.

Insbesondere während des Abklemmens und der Wiederfreigabe der Aorta abdominalis zeigte es sich, daß die Herzkreislauffunktion bei den akuten mechanischen Veränderungen des arteriellen Strombetts vom Narkoseverfahren beeinflußt wurde.

Beim Abklemmen der Aorta waren für die Halothan- und Neuroleptanästhesie initiale Druckanstiege, für die Epiduralanästhesie keine wesentlichen Druckreaktionen spezifisch. Ausgehend von einem unverändert hohen arteriellen Mitteldruck stieg der Mitteldruck beim Abklemmen in der Neuroleptgruppe im Extremfall um 81 mmHg (≈ 10,8 kPa) weiter an. Bei 3 Patienten der Neuroleptgruppe fiel allerdings der arterielle Blutdruck beim Abklemmen der Aorta akut ab, wobei in 2 Fällen eine Linksherzinsuffizienz die primäre Ursache war. Der 3. Patient entwickelte infolge eines reflektorischen Abfalls des Mitteldrucks auf bedrohliche Werte [32 mmHg (≈ 4,3 kPa)] sekundär eine Herzinsuffizienz. Darüber hinaus ergab sich in der Tendenz eine Beeinträchtigung der Myokardfunktion während der Abklemmphase für die gesamte Neuroleptgruppe.

In der Halothangruppe dagegen blieb der maximale Druckanstieg auf 41 mmHg (≈ 5,5 kPa) begrenzt. Die Senkung des arteriellen Mitteldrucks vor Abklemmen der Aorta verhinderte dabei einen Druckanstieg über das präoperative Niveau hinaus, ohne daß das linke Herz in seiner Funktion dadurch beeinträchtigt wurde. Diese Druckreaktionen waren weitgehend unabhängig davon, ob die Aorta abdominalis frei durchgängig oder bereits präoperativ verschlossen war.

Bei einem deutlich abnehmenden Herzindex (20%–22%) stieg gleichzeitig die Herzfrequenz (+8%) in der Neuroleptgruppe weiter an, während sie in der Halothan- und Epiduralgruppe abnahm (–5%).

Ebenso spezifisch war die Reaktion von Druck und Widerstand bei Freigabe der distalen Strombahn. Während in der Halothan- und Neuroleptgruppe der initiale Druckabfall beim Lösen der Klemmen schnell kompensiert wurde, setzte in der Epiduralgruppe die Gegenregulation verzögert und abgeschwächt ein.

Aufgrund unserer Befunde sowie der vorliegenden Literatur wurden Erwägungen über den möglichen Wirkungsmechanismus der akuten mechanischen Veränderung auf den Kreislauf angestellt.

Aus der Untersuchung des O_2-Verbrauchs und des Säurebasenstatus geht hervor, daß Zeichen einer Minderperfusion, insbesondere in der Epidural- und Halothangruppe, nicht nachweisbar waren. Bei einem deutlich höheren Perfusionsdruck war jedoch in der Neuroleptgruppe eine Minderdurchblutung der Gewebe nicht immer auszuschließen. Der pH-Wert fiel in diesem Narkoseverfahren von 7,4 ± 0,08 vor Narkosebeginn auf 7,32 ± 0,08 am Narkoseende ab, ohne daß ein deutlicher „Auswasch"-Effekt bei Freigabe der Strombahn beobachtet wurde.

Aus der Veränderung von Kreislauf und Metabolismus können Schlüsse für die Anwendung der untersuchten Narkoseverfahren bei diesen kardialen Risikopatienten gezogen werden. Im Gegensatz zu der herrschenden Meinung, nach der die Neuroleptanästhesie als Narkoseverfahren der Wahl für den aortofemoralen Bypass gilt, kommen die Untersucher zu der gegenteiligen Ansicht.

Aus den Befunden, die eine geringe Kreislaufbelastung während der Epidural- und Halothananästhesie beim Abklemmen gezeigt haben, wird geschlossen, daß in erster Linie die Epiduralanästhesie, in zweiter Linie die Halothannarkose geeignete Narkoseverfahren bei aortofemoralen Bypassoperationen sind.

7 Anhang: Aufstellung der eingesetzten Geräte, Formeln und Untersuchungsmethoden

7.1 Aufstellung der eingesetzten Geräte

Tabelle 33. Methoden und Geräte

Gemessene Größen	Methode	Gerät	Bezeichnung und Dimension der Werte[a]
Blutgasanalysen aus der A. pulmonalis u. der Aorta	pH-Messung, modifizierte Glaselektrode, pCO_2-Messung; Severinghaus-Modifikation der Glaselektrode, pO_2 Clark-Elektrode	AVL-Gascheck	p_vO_2, p_aO_2 mmHg p_vCO_2, p_aCO_2 mmHg pH_v, pH_a
Sauerstoffsättigung in der A. pulmonalis u. der Aorta	Präzisions-Absorptions-Spektrophotometer mit eingebautem Analogrechner	CO-Oxymeter	S_vO_2, S_aO_2 %
Hämoglobingehalt Hämatokrit	Spektrophotometer	Coulter, Hämoglobinometer	Hgb g/100 ml Blut Hämatokrit %
Blutvolumen	^{131}J	Volumetron	Blutvolumen l
Laktat im gemischtvenösen Blut	Boehringer, Mannheim	Spektrophotometrie	Laktat mg/100 ml Blut
Temperatur im Blut	Thermistor	Thermosonde	°C
Atmung	Respirometer	Wright-Respirometer	l/min Atemvolumen ml/Hub
Blutdruck	Blutige Druckmessung mit Mikrokatheter nach Gradjean Swan Ganz	Dataskope 860 mit MSD 10	Systol. Blutdruck mmHg Diastol. Blutdruck mmHg Mitteldruck mmHg Rechter Vorhofdruck mmHg A.-pulm.-Mitteldruck mmHg Lungenkapillardruck mmHg
Herzminutenvolumen	Kälteverdünnungsmethode Swan-Ganz-Katheter 7 F	Herzminutenvolumenmeßgerät und Analogrechner Devices Cardiac output computer 3750	Q l/min Temperatur °C

[a] 1 mmHg = 133,322 Pa

7.2 Berechnungsformeln der abgeleiteten Kreislaufparameter, des O_2-Transports und des -Verbrauchs

Berechnungsformeln für die abgeleiteten Kreislaufparameter

HI = Herzindex l/min/m²

$$\frac{\dot{Q}\ (l/min)}{KO\ (m^2)}$$

SV = Schlagvolumen ml × Herzschlag^{-1}

$$\frac{\dot{Q}\ l/min \times 1000}{f\ (l/s)}$$

SI = Schlagindex (ml Herzschlag^{-1} × m^{-2})

$$\frac{Schlagvolumen}{KO\ (m^2)}$$

LVMW = Linksventrikuläre Minutenarbeit m × kg min^{-1}

0,0144 × $\dot{Q}$ (l/min) × Mitteldruck (mmHg)[1]

LVSW = Linksventrikuläre Schlagarbeit g cm s^{-1}

0,0144 × Schlagvolumen (ml/Herzschlag) × Mitteldruck (mmHg)

TPR = Totaler peripherer Widerstand dyn[2] s × cm^{-5}

$$\frac{\text{arterieller Mitteldruck mmHg} - \text{zentralvenöser Druck mmHg}}{\dot{Q}\ ml/s} \times 1332$$

PVR = Pulmonalarterienwiderstand dyn s cm^{-5}

$$\frac{\text{Pulmonalarterienmitteldruck (mmHg)} - \text{Lungenkapillardruck}}{\dot{Q}\ ml/s} \times 1332$$

$\dot{Q}$ = Herzminutenvolumen l/min

f = Herzfrequenz/Schläge min^{-1}

KO = Körperoberfläche m^{-2}

$\sqrt{\text{Größe cm}} \times \sqrt{\text{Gewicht kg}} \times 167{,}2$

Berechnungsformeln für die abgeleiteten Werte des Sauerstofftransports und des -Verbrauchs

C_aO_2 = Sauerstoffgehalt im arteriellen Blut
ml O_2/100 ml 1,39 × (Hgb S_aO_2) + 0,003 × p_aO_2

C_vO_2 = Sauerstoffgehalt im gemischt-venösen Blut
ml O_2/100 ml 1,39 × Hgb × S_vO_2 + 0,003 × p_aO_2

$D_{av}O_2$ = arteriovenöse Sauerstoffdifferenz
ml O_2/100 ml $C_aO_2 - C_vO_2$ ml/100 ml Blut

[1] 1 mmHg = 133,322 Pa
[2] 1 dyn = 10^{-5} N

$C_aO_2 \cdot \dot{Q}$ ml O_2 min^{-1}	= Sauerstofftransport ml m^{-1}
$\dot{V}O_2$ l (STPD)/min	= Sauerstoffverbrauch $D_{av}O_2 \times \dot{Q}$ ml m^{-1}

umgerechnet auf STPD nach der Formel

$$\dot{V}\,(STPD) = \dot{V}\,\frac{(Patm - pH_2O\,T)}{760} \times \frac{273}{273 + T}$$

7.3 Untersuchungsmethoden

7.3.1 Herzminutenvolumenbestimmung

Zur Herzminutenvolumenbestimmung wurde den Patienten präoperativ in Lokalanästhesie ein Swan-Ganz-Katheter Nr. 7 über die V. basilica des linken oder rechten Arms eingeschwemmt. Die distale Katheterspitze mit der Thermosonde wurde mit Hilfe eines aufgeblasenen Mikroballons in die A. pulmonalis eingeschwemmt. Die korrekte Lage der Spitze in einem Ast der A. pulmonalis und des zweiten Lumens des mehrlumigen Katheters im rechten Vorhof wurde durch Druckmessung verifiziert. Das Herzzeitvolumen wurde mit der Kälteverdünnungsmethode gemessen. Dazu erhielten die Patienten 10 ml einer raumtemperierten Glukoselösung in den rechten Vorhof injiziert. Zur Messung des Herzzeitvolumens stand ein Cardiac output Computer (Fa. Devices Cardiac output Computer Nr. 3750) zur Verfügung. Die Kälteverdünnungskurve wurde simultan mit den Drücken im rechten Vorhof der A. pulmonalis und in der Aorta auf einem Mehrkanalschreiber (Brush-Mehrkanal-Tintenschreiber) registriert. Es wurden in der Regel 2 einwandfreie Kontrollmessungen zur Auswertung herangezogen.

7.3.2 Druckmessung

Die Druckmessung im rechten Vorhof, in der A. pulmonalis und in den Lungenkapillaren und in der Aorta erfolgten kontinuierlich mit je einem Dataskope (Dataskope 860). Zur Messung der rechtskardialen Drücke wurden die Druckwandler (Minidruckwandler Typ MSD 10) an den Swan-Ganz-Katheter angeschlossen. Die Messung des aortalen Drucks erfolgte über einen in Lokalanästhesie durch direkte Punktion der A. radialis eingeführten Katheter (Steriflex-Katheter 90 cm der Firma Vygon). Vor jeder Druckmessung erfolgte die Eichung der Druckmeßeinheit gegen eine geeichte Quecksilbersäule. Der Mitteldruck wurde elektronisch mit dem Dataskope gemessen und digital angezeigt. Alle Drücke wurden kontinuierlich auf einem 6-Kanal-Brush-Schreiber registriert.

7.3.3 EKG und Herzfrequenz

Die Herzfrequenz wurde elektronisch über eine Extremitätenstandardableitung kontinuierlich am Dataskope angezeigt.

7.3.4 Blutgasanalyse

Aus dem arteriellen und gemischt venösen Blut wurden der pH, der pO_2 und der pCO_2 mit dem AVL Gascheck bestimmt. Zur Eichung des Geräts wurden Prüfgase der Firma Messer (Griesheim) verwendet. Die Null-Eichung erfolgte mit Natriumdithionitlösung. Die pH-Elektrode wurde mit Eichlösungen der Firma AVL durchgeführt. Sie sind für 37 °C auf ein pH von 6,84 und 7,384 eingestellt. Die Messungen der Blutproben erfolgten innerhalb von 10 min. Die Meßtemperatur des Blutanalysengeräts wurde auf 37 °C eingestellt. Die Temperaturmessung der Patienten erfolgte über den Temperaturfühler in der A. pulmonalis. Die gemessenen pH-Werte sowie Partialdrücke von O_2 und CO_2 wurden auf BTPS-Bedingungen korrigiert. Dies geschah mit Hilfe des Blutgaskalkulators BGC1 (Radiometer nach I.W. Severinghaus). Der Blutsäure-Basen-Rechenschieber nach Thews und Vogel diente zur Bestimmung der O_2-Sättigung.

7.3.5 Bestimmung der Gesamthämoglobinkonzentration und des Sauerstoffsättigungswerts

Bei einem Teil der Patienten wurde der Hämoglobingehalt, die O_2- und CO-Sättigungswerte aus dem arteriellen und zentralvenösen Mischblut mit dem IL 182 (O-Oxymeter Instrumentation Laboratory Inc.) bestimmt. Bei allen Patienten erfolgten Kontrollmessungen des Hämoglobingehalts auf spektrophotometrischem Wege mit dem Haemocoulter.

Literatur

Andersen UV, Mauritzen C (1966) Effect of acute respiratory and metabolic acidosis on cardiac output and peripheral resistance. Ann Surg 163:161

Attia RR, Murphy JD, Snider U, Lappas OG, Darling RC, Lowenstein E (1976) Myocardial ischemia due to infrarenal aortic cross-clamping during aortic surgery in patients with severe coronary artery disease. Circulation 53:961

Au AS, Evans D, Crage R, Jones WU (1977) Blood pressure effects of lower abdominal aortic surgery with particular reference to the use of morphine and droperidol in modifing the responses. Can Anaesth Soc J 24:293

Baue AE, McCherkin WW (1965) A study of shock. Acidosis and the declamping phenomenon. Ann Surg 161:41

Becker HM, Heim G, Horsch S, Jabour A, Keck W, Lante HJ (1973) Die operative Wiederherstellung der arteriellen Beckenstrombahn (Aorto-Iliaka-Gefäßabschnitt). MMW 115:327

Biebuyck JF, Lund P, Urebs HA (1972) The effects of halothane (2 bromo-2-chloro-1,1,1 tri-fluorethane) on glycolysis and biosynthetic processes of the isolated perfused rat liver. Biochem J 128:711

Bonica JJ (1956) Continuous peridural block. Anesthesiology 17:626

Bonica JJ (1969) Cardiovascular effects of peridural block. Clin Anesth 2:63

Bonica JJ, Berges RU, Morikawa K (1970) Circulatory effects of peridural block. I. Effects of level of analgesia and dose of Lidocaine. Anesthesiology 33:619

Boothby WM, Berkson J, Dunn HL (1936) Studies of the energy of metabolism of normal individuals: a standard for basal metabolism, with a nomogram for clinical application. Am J Physiol 116:468

Braunwald E (1969) The determinants of myocardial oxygen consumption. Physiologist 12:65

Braunwald E (1971) Control of myocardial oxygen consumption. Am J Cardiol 27:416

Brewster WR, Isaacs JP, Wain-Anderson T (1953) Depressant effect of ether on myocardium of the dog and its modification by reflex release of epinephrine and norepinephrine. Am J Physiol 175:399

Brismar B, Borgenwald L, Cronestrand R, Jorfeldt L, Juleim-Dannfelt A (1977) The cardiovascular effects of neuroleptanaesthesia. Acta Anaesthesiol Scand 21:100

Bristow JD, Honour AJ, Pickering GW, Sleight P, Smyth HS (1969a) Diminished baroreflex sensitivity in high blood pressure. Circulation 39:48

Bristow JD, Prys-Roberts C, Fisher A, Pickering TG, Sleight P (1969b) Effects of anesthesia on baroreflex control of heart rate in man. Anesthesiology 31:422

Cain SM (1970) Increased oxygen uptake with passive hyperventilation of dog. J Appl Physiol 28:4

Calverley RK, Smith NT, Prys-Roberts C, Eger EI II, Jones CW (1978) Cardiovascular effects of enflurane anaesthesia during controlled ventilation in man. Anesth Analg (Cleve) 57:619

Cerilli GJ, Engell HC (1966) The effect of spinal anesthesia on femoral vein oxygen tension. Surgery 60:668

Clowes GHA, Subga GA, Kentaxis A, Tomin R, Hughes M, Simeone FA (1961) Effects of acidosis on cardiovascular function in surgical patients. Ann Surg 154:524

Coleman AJ, Dowming JW, Leavy WP, Moys DG, Styles U (1972) The immediate cardiovascular effects of pancuronium, alcuronium and tubocurarine in man. Anaesthesia 27:415

Cullen DJ, Eger EJ II (1970) The effects of halothane on respiratory and cardiovascular responses to hypoxia in dogs: a dose-response study. Anesthesiology 32:487

D'Amelio G, Dalla Volta S, Stritoni P (1973) Acute cardiovascular effects of diazepam in patients with mitral valve disease. Eur J Clin Pharmacol 6:61

Darby TD, Aldinger EE, Gadsden RH, Thrower WB (1960) Effects of metabolic acidosis on ventricular isometric systolic tension and the response to epinephrine and levarterenol. Circ Res 8:1242

Dawkins CJU, Steel GC (1971) Thoracic extradural (epidural) block for upper abdominal surgery. Anaesthesia 26:41

Eger EJ II, Smith NT, Stoelting RK, Cullen DJ, Kadis LB, Witcher LE (1970) Cardiovascular effects of halothane in man. Anesthesiology 32:396

Eger EJ II, Smith NT, Cullen DJ, Cullen BF, Gregory GA (1971) A comparison of the cardiovascular effects of halothane, fluroxane, ether and cyclopropane in man. Anesthesiology 34:25

Eldrige F, Salzer J (1967) Effects of respiratory alkalosis on blood lactate and pyruvate in humans. J Appl Physiol 22:461

Engberg G, Wicklund L (1978) The use of epinephrine of prevention of arterial hypotension during epidural blockade. A study of the central circulation after subcutaneous premedication. Acta Anaesthesiol Scand [Suppl] 66:1

Engberg G, Holmdahl M, Edström HA (1974) A comparison of the local anaesthetic properties of bupivacaine and two new long-acting agents, HS 37 and etidocaine in epidural analgesia. Acta Anaesthesiol Scand 18 277

Eriksen S, Hammelgard P, Videbaek J (1977) Changes in myocardial performance induced by pancuronium and gallamine in hypercapnic and hypocapnic dogs. Br J Anaesth 49:1199

Etschenberg E (1973) Anaesthesie mit Droperidol und Fentanyl. Cantor, Aulendorf

Forrester JS, da Luz PL, Chatterje EK (1975) Peripheral vasodilators in low cardiac output states. Surg Clin North Am 55:531

Frey F, Lukki H von, Nolte H, Pfeiffer H (1967) Der heutige Stand der Lokalanaesthesie. Enke, Stuttgart

Gal TJ, Cooperman LH, Berkowitz HO (1974) Plasma renin activity in patients undergoing surgery of the abdominal aorta. Am Surg 179:65

Goldreyer BN, Kastor JA, Kershbaum KL (1976) The hemodynamic effects of induced supraventricular tachycardia in man. Circulation 54:783

Gruss JD, Bartels D, Grieser EU, Cube B von (1974) Rekonstruktive Gefäßchirurgie. MMW 116:329

Hardin CA (1974) Survival and complications in 134 surgically treated cases of aortoiliac thrombosis. Surgery 55:617

Heberer G, Sachweh D, Giessler R (1972) Zur chirurgischen Behandlung des infrarenalen arteriosklerotischen Bauchaortenaneurysmas. Chirurg 43:162

Heberer G, Rau G, Schoop W (Hrsg) (1974) Angiologie. Klinik und Praxis, 2. Aufl, Thieme, Stuttgart

Hohf RP, Sutton GC (1960) The experimental use of a vasopressor at the end of temporary artery occlusion. Surg Gynecol Obstet 110:693

Holmgren A, Jonsson B, Levander M, Linderholm H, Sjöstrand T, Ström G (1957) Low physical working capacity in suspect heart cases due to inadequate adjustment of peripheral blood flow (vasoregulatory asthenis). Acta Med Scand 158:413

Huckabee WE (1938) Relationships of pyruvate and lactat during anaerobic metabolism. J Clin Invest 37:244

Huckabee WE (1958) Relationship of pyruvate and lactate during anaerobic metabolism. I. Effects of infusion of pyruvate or glucose and of hyperventilation. J Clin Invest 37:244

Hudon DA, Jacques A, Dery R, Roux J, Menard J (1963) Respiratory and hemodynamic effects of methoxyflurane. Can Anaesth Soc J 10:5

Imperial ES, Levy MN, Lilske H (1961) Outflow resistance as an independent determinant of cardiac performance. Circ Res 9:1148

Jipp P, Sedlmeyer J, Schellmann J, Bruhn HD, Müller-Wiefel H, Borm D (1971) Koronarielle Zirkulationsstörungen bei arterio-sklerotischen Obturationen von Extremitätenarterien. Z Kreislaufforsch 60:851

Just OH, Lutz H, Müller C (1967) Anaesthesiologische Probleme bei gefäßchirurgischen Eingriffen. In: Just OH, Zindler M (Hrsg) Anaesthesie in der Gefäßchirurgie. Anaesthesiologie und Wiederbelebung, Bd 20, Springer, Berlin Heidelberg New York

Karetzky MS, Cain SM (1969) Oxygen uptake stimulation following Na-L-Lactate infusion in anesthetized dogs. Am J Physiol 216:1486

Karetzky MS, Cain SM (1970) Effects of carbon dioxide on oxygen uptake during hyperventilation in normal man. J Appl Physiol 28:8

Keats AS, Jackson L (1963) Anesthesia for emergency cardiovascular surgery. Clin Anesth 2:48

Kettler D (1973) Sauerstoffbedarf und Sauerstoffversorgung des Herzens in Narkose. In; Frey R, Kern F, Mayrhofer O (Hrsg) Anaesthesiologie und Wiederbelebung, Bd 67. Springer, Berlin Heidelberg New York

Khambatta HJ, Sullivan SF (1973) Effects of respiratory alkalosis on oxygen consumption and oxygenation. Anesthesiology 38:53

Klide AM, Penna M, Aviado DM (1969) Stimulation of beta-receptors by halothane and its antagonism by two new drugs. Anesth Analg (Cleve) 48:58

Kreisberg RA (1974a) Lactic acidosis and hyperlactatämia. Lancet I:1351

Kreisberg RA (1974b) Mechanism of lactic acidosis. Lancet II:960

Kreuscher H (1969) Der Einfluß von Dehydrobenzperidol auf die Kontraktilität des Herzmuskels. In: Henschel WF (Hrsg) Anaesthesiologie und Wiederbelebung, Bd 9. Springer, Berlin Heidelberg New York, S 66

Lehmacher W, Wall KD (1978) A new nonparametric approach to the comparison of K independent samples of response curves. Biometh J 20:261

Lewis DG, Mackenzie A (1972a) The effect of mild hypothermia and hyperventilation on acid/base balance in major vascular surgery. Br J Anaesth 40:1085

Lewis DG, Mackenzie A (1972b) Cooling during major vascular surgery. Br J Anaesth 44:859

Lutz H, Müller C (1967) Erfahrungen mit der Neuroleptanalgesie bei Gefäßoperationen. In: Henschel WF (Hrsg) Neuroleptanalgesie. Klinik und Fortschritte. Bericht über das III. Bremer NLA-Symposion am 21. und 22. Mai 1966. Schattauer, Stuttgart, S 107

Mansberger AR, Cox EF, Floke CT, Buxton RW (1966) "Wash out" acidosis following resection of aortic aneurysmas: clinical metabolic study of reactive hyperemia and effect of Dextran on excess lactate and pH. Ann Surg 163:778

Maunuksela EL (1977) Hemodynamic response to different anesthetics during open-heart surgery. Acta Anaesthesiol Scand [Suppl] 65:1

McElroy WT, Gerdes AJ, Brown EB (1958) Effects of CO_2, bicarbonate and pH on the performance of isolated perfused guinea pig heart. Am J Physiol 195:412

Merin RG, Samuelson PN, Schalch DS (1971) Major inhalation anesthetics and carbohydrate metabolism. Anesth Analg (Cleve) 50:625

Merin RG, Kumazaura T, Luka NL (1976) Myocardial function and metabolism in the conscious dog and during halothane anesthesia. Anesthesiology 44:402

Metz P, Sager P, Hansen EH (1975) Surgical treatment of occlusive arterial disease of the legs. Vasc Surg 9:1

Millar RA, Warden JC, Cooperman LH, Price HL (1969) Central sympathetic discharge and mean arterial pressure during halothane anaesthesia. Br J Anaesth 41:918

Miller RD, Eger EJ, Stevens WC, Gibbons R (1975) Pancuronium-induced tachycardia in relation to alveolar halothane, dose of pancuronium, and prior atropine. Anesthesiology 42:352

Monroe RG, French G, Whittenberger JL (1960) Effects of hypocapnia and hypercapnia on myocardial contractility. Am J Physiol 199:1121

Moran JE, Rusy BF, Verigvisces P, Luttanand S (1972) Effects of halothane-oxygen and innovar®-nitrous oxide oxygen on the maximum acceleration of the left ventricular ejection and tension time index in dogs. Anesth Analg (Cleve) 51:350

Nagashima H, Radnay PA, Yua H, Kuwabara S (1974) Neuroleptanaesthesia with morphine for aorto-coronary bypass surgery. Anesthesist 23:313

Nejad NS, Ogden E (1967) Effect of blood pH and carbon dioxide tension on performance of the heart-lung preparation. Proc Soc Exp Biol Med 126:771

Newman BJ (1971) Control of accidental hypothermia occurence and prevention of accidental hypothermia during vascular surgery. Anaesthesia 26:177

Nobbe F, Dölp R (1976) Risikofaktoren in der Gefäßchirurgie. Klin Anaesthesiol Intensivther 11:89

Nunn JF, Matthews RL (1959) Gaseous exchange during halothane anaesthesia: The steady respiratory state. Br J Anaesth 34:330

Ottesen S (1978) The influence of thoracic epidural analgesia on the circulation at rest and during physical exercise in man. Acta Anaesthesiol Scand 22:537

Patschke O, Hess W, Tarnow G, Weymar A (1976) Die Wirkung von Fentanyl und Althesin auf die Haemodynamik, die Herzinotropie und den myocardialen Sauerstoffverbrauch des Menschen. Anaesthesist 25:10

Patschke O, Eberlein HJ, Hess W, Oser G, Tarnow J, Zimmermann G (1977) Hämodynamik, Koronardurchblutung und myokardialer Sauerstoffverbrauch unter hohen Morphin-, Pethidin-, Fentanyl- und Piritramiddosen. Anaesthesist 26:239

Peretz DI, McGregor M, Dossetor JB (1964) Lactic acidosis: a clinically significant aspect of shock. Can Med Assoc J 90:673

Peretz DI, Scott HM, Duff J (1965) The significance of lactic acidemia in shock syndrom. Ann NY Acad Sci 119:1133

Perry MO (1968) The hemodynamics of temporary abdominal aortic occlusion. Ann Surg 168:193

Price HL, Skovsted P, Ponca AL, Cooperman LH (1970) Evidence for β-receptor activation produced by halothane in normal man. Anesthesiology 32:387

Provan JL, Fraenkel GJ, Austen WG (1966) Metabolic and hemodynamic changes after temporary aortic occlusion in dogs. Surg Gynecol Obstet 122:544

Prys-Roberts C, Kelman GR, Greenbaum R, Kain ML, Bay J (1968) Hemodynamics and alveolar-arterial PO_2 differences at varying $PaCO_2$ in anesthetized man. J Appl Physiol 25:80

Prys-Roberts C, Melocke R, Foex P (1971) Studies of anaesthesia in relation of hypertension. I. Cardiovascular responses of treated and untreated patients. Br J Anaesth 43:122

Prys-Roberts C, Lloyd JW, Fisher A, Kerr JH, Patterson TJS (1974) Deliberate profound hypotension induced with halothane: Studies of haemodynamics and pulmonary gas exchange. Br J Anaesth 46:105

Randle PJ, Newsholme EA, Garland PB (1964) Effects of fatty acids, ketone bodies and pyruvate and alloxan diabetis and starvation on the uptake and metabolic fate of glucose in the rat heart and diaphragm muscles. Biochem J 93:652

Rauen HM (1973) Halothane und Leber. Cantor, Aulendorf

Renck H, Ottesen G, Jynge P (1976) Lumbal epidural analgesi pa far-modifikation av den hemodynamiska responsen av volym expansion alt. adrenalintillförsel. Acta Soc Med Suec (Hygica Svenska Läkarsellskapets Handlingar) 85:65

Sandmann W, Kremer K, Wüst HJ, Florack G, Ruf S (1977) Funktionskontrolle von rekonstruierten Arterien durch postoperative elektromagnetische Strömungsmessung. Thorac Cardiovasc Surg 25:427

Sandmann W, Wüst HJ, Nier H, Lerut J, Kremer K (1979) Extraperitonealer Zugang und Leitungsanaesthesie. Ein risikoarmes Kombinationsverfahren zur Behandlung der aorto-iliacalen Verschlußerkrankung. Thorac Cardiovasc Surg [Spec Issue] 27:13

Sarnoff SJ, Berglund E (1954) Ventricular function. I. Starlings low of the heart studied by means of simultaneous right and left ventricular function curves in the dog. Circulation 1:706

Sarnoff SJ, Case RB, Berglund E, Sarnoff LC (1954) Ventricular function. V. The circulatory effects of aramine, mechanism of action of vasopressor drugs in cardiogenic shock. Circulation 10:84

Schaer H (1972) Kreislaufwirkungen von nicht depolarisierenden Muskelrelaxantien. In: Frey R, Kern F, Mayrhofer O (Hrsg) Anaesthesiologie und Wiederbelebung, Bd 63. Springer, Berlin Heidelberg New York

Secher O, Husfeldt E, Therkelson F (1956) Controlled hypotension during operations for coarctation of the aorta. Thorax 11:25

Shimosato S, Yasuda I (1978) Cardiac performance during prolonged halothane anaesthesia in the cat. Br J Anaesth 50:215

Shimosato S, Li TH, Etsten B (1963) Ventricular function during halothane anesthesia in closed chest dogs. Circ Res 12:63

Siegel JH, Sonnenblick EH (1964) Quantification and prediction of myocardial failure. Arch Surg 89:1026

Silverstein PR, Davison JK, Caldera DL, Cullen DJ, Emerson CW, Darling RC (1976) Avoiding the hemodynamic consequences of aortic cross-clamping and declamping. 1976 American Soc Anaesth Ann Meeting 27. Refresher Course 159

Sjögren S, Wright B (1972) Circulation, respiration and lidocaine concentration during continuous epidural blockade. Acta Anaesthesiol Scand [Suppl] 46

Sonnenblick EH, Downing SE (1963) Afterload as primary determinant of ventricular performance. Am J Physiol 204:604

Sonnenblick EH, Skelton CL (1971) Myocardial energetics. Basis principles and clinical implications. N Engl J Med 285:668

Sonnenblick EH, Ross J, Braunwald E (1968) Oxygen consumption of the heart: newer concepts of its multifactorial determination. Am J Cardiol 22:328

Sonntag H (1973) Coronardurchblutung und Energieumsatz des menschlichen Herzens unter verschiedenen Anaesthetica. In: Frey R, Kern F, Mayrhofer O (Hrsg) Anaesthesiologie und Wiederbelebung, Bd 79. Springer, Berlin Heidelberg New York

Stevens WC, Cain WE, Hamilton WK (1968) Circulatory studies during spinal anesthesia central and peripheral venous oxygen saturation before and after administration of vasopressors. Anesth Analg (Cleve) 47:725

Störmer B, Wüst HJ, Sandmann W, Kremer K (1978) Der Effekt von Operation, Narkose und Blutviskosität auf die Haemodynamik während der aorto-femoralen Bypassoperation. Anaesthesist 27:76

Strandness DE, Parish DG, Bell JW (1961) Mechanism of declamping shock in operations on the abdominal aorta. Surgery 56:488

Tauberger G, Schulte am Etsch G, Steinringer W (1975a) Der Einfluß kombinierter Narkosen mit Halothan und Neuroleptanalgesie auf die praeganglionäre Sympathicusaktivität, das Atemzentrum und den Kreislauf. Anaesthesist 24:491

Tauberger G, Schulte am Etsch J, Engelhardt H-G, Wagner H (1975b) Tierexperimentelle Untersuchungen der Sympathicusaktivität und des Kreislaufes bei Neuroleptanalgesie. Anaesthesist 24:496

Theye RA (1967) Myocardial and total oxygen consumption with halothane. Anesthesiology 28:1042

Theye RA, Michenfelder JD (1975a) Individual organ contributions to the decreases in whole body VO_2 with isoflurane. Anesthesiology 42:35

Theye RA, Michenfelder JD (1975b) Whole-body and organ VO_2 changes with enflurane, isoflurane and halothane. Br J Anaesth 47:813

Theye RA, Tuohy GF (1964) Oxygen uptake during light halothane anesthesia in man. Anesthesiology 25:627

Theye RA, Milde JH, Michenfelder JD (1966) Effect of hypocapnia on cardiac output during anesthesia. Anesthesiology 27:778

Thompson JE, Vollmar RW, Austin DJ, Kartchner UU (1968) Prevention of hypotensive and renal complications of aortic surgery using balanced salt solution. Sixteen-year experience with 670 cases. Ann Surg 167:767

Thompson JE, Hollier LH, Patman RD, Perssen AV (1975) Surgical management of abdominal aortic aneurysms: Factors influencing mortality and morbidity – a 20-year experience. Ann Surg 181:654

Urschel CW, Covell JW, Sonnenblick EH, Ross J, Braunwald E (1968) Myocardial mechanics in aortic and mitral valvular regurgitation. The concept of instantaneous impedance as a determinant of the performance of the intact heart. J Clin Invest 47:867

Vollmar J (1967) Rekonstruktive Chirurgie der Arterien. Thieme, Stuttgart

Wüst HJ, Florack G, Sandmann W, Lennartz H (1976a) Kreislaufveränderungen während und nach aorto-femoralen Bypassoperationen (AFB) unter kontinuierlicher Epiduralanaesthesie. Langenbecks Arch Chir 342:594

Wüst HJ, Florack G, Sandmann W (1976b) The haemodynamic profile under aorto-femoral bypassoperations in neuroleptanalgesia. Excerpta Med Int Congr Ser 389:130

Wüst HJ, Zumfelde L, Sandmann W, Lennartz H (1976c) Kardiorespiratorische Komplikationen nach aorto-femoralen Bypassoperationen. Vortrag auf dem Norddeutschen Chirurgenkongreß, Dez 1975, Hamburg. Zbl Chir 101:1269

Wüst HJ, Sandmann W, Richter O, Godehardt E, Günther D (1978) Effects of neuroleptanaesthesia on haemodynamics and postoperative respiratory function in patients undergoing minor and major vascular surgery. Proc R Soc Med [Suppl] 3

Wüst HJ, Godehardt E, Günther D, Sandmann W, Zumfelde L (1980) Modifying effects of anaesthesia on postoperative pulmonary function. In: Wüst HJ, Zindler M (Hrsg) Neue Aspekte in der Regionalanaesthesie I. Anaesthesie und Intensivmedizin, Bd 124. Springer, Berlin Heidelberg New York

Yashar JJ, Indeglia RA, Yashar J (1972) Surgery for abdominal aortic aneurysms factors affecting survival and long-term results. Am J Surg 123:398

Zweifach BW (1974a) Mechanisms of blood flow and fluid exchange in microvessels: Hemorrhagic hypotension model. Anesthesiology 41:157

Zweifach BW (1974b) Quantitative studies of microcirculatory structure and function. I. Analysis of pressure distribution in the terminal vascular bed in cat mesentery. Circ Res 34:843

O. Schulte-Steinberg

Die Kaudalanästhesie im Kindesalter

Zur Frage der Ausbreitung von Lokalanästhetika im kindlichen Epiduralraum

1 Einleitung

Für operative Eingriffe stehen zahlreiche Anästhesieverfahren zur Wahl. Im Säuglings- und Kleinkindalter sind die Möglichkeiten allerdings eingeschränkt; aufgrund der fehlenden Einsicht und aktiven Mitarbeit in dieser Altersgruppe wird eine Allgemeinanästhesie bevorzugt. Die anatomischen und physiologischen Verhältnisse unterscheiden sich vom Erwachsenen und erfordern daher unabhängig vom Anästhesieverfahren eine Anpassung an die Verhältnisse des Kindes durch Anwendung von Narkosegeräten mit geringerem Totraum und von besonderen Narkosetechniken. Diese müssen den hier besonders wichtigen Gegebenheiten des Wasserhaushalts und des Stoffwechsels gerecht werden. Daß sowohl die mehrstündige präoperative Enthaltung von Nahrung und Flüssigkeit als auch eine spät einsetzende postoperative Flüssigkeitszufuhr sich deutlich im kindlichen intermediären Stoffwechsel auswirken würde, war zu erwarten. Tatsächlich wurde auch von Schettler (1970) bei größeren Eingriffen in Allgemeinnarkose eine Anhäufung fixer Säuren im Blut mit entsprechender pH-Senkung nachgewiesen. Im wachen Zustand kann ein Kind diese metabolische Azidose durch Spontanhyperventilation ausgleichen. Während der Anästhesie fällt mit zunehmender Narkosetiefe und Atemeinschränkung die kompensatorische Hyperventilation weg. Hierbei spielt neben der durch die verwendeten Anästhesiemittel bedingten Depression des Atemzentrums auch eine zusätzliche depressive Beeinflussung durch die Prämedikation eine Rolle. Auch mit künstlicher Beatmung ist der Ausgleich der metabolischen Azidose infolge Fehlens einfacher, zuverlässiger Instrumente zur Atemminutenbestimmung nicht sicher zu bewirken. Schettler (1970, 1971) zeigte außerdem, daß es bei Säuglingen mit zunehmender Narkosedauer nicht nur zu einer ständig wachsenden, kombinierten metabolischen und respiratorischen Azidose kommt, sondern daß außerdem, in Abhängigkeit von der Narkosetiefe, der Milchsäurespiegel im Blut ansteigt, es bildet sich Exzeßlaktat. Dies gilt bereits für Halothankonzentrationen von 0,5 bis 1,5 Vol.-%.

In Tierversuchen wiesen Reinauer u. Hollmann (1966) nach, daß sich unter zunehmender Halothankonzentration Laktat in Leber und Milz anstaut. Durch größere Narkosetiefe und unzureichende Beatmung wird außerdem postoperatives Erbrechen begünstigt, wodurch der Flüssigkeitshaushalt weiter gestört wird.

Bei der Auswahl der Anästhesiemethode für das Kindesalter ist ferner zu bedenken, daß die bei offenen Kindersystemen frei in die Luft entweichenden Narkoseabgase nach neueren Untersuchungen (Corbett 1973; Corbett et al. 1973; Grimmeisen 1973; Harder 1971; Askrog u. Harvald 1970) für das Anästhesie- und Operationspersonal nicht unbedenklich zu sein scheinen. Dies gilt besonders bei Verwendung hochprozentiger Inhalationsanästhetika.

Die ideale Kindernarkose soll möglichst oberflächlich sein; die Atemdepression ist gering zu halten und postoperativ – soweit von der Operation her nicht kontraindiziert – ist orale Flüssigkeitsaufnahme in den ersten Stunden zu ermöglichen und eine postoperative Analgesie zu gewährleisten (Ungeheuer 1952). Auf der Suche nach einer solchen Methode haben Berkowitz u. Green (1951), Campbell (1933), Davenport (1963, persönliche Mitteilung; 1967), Leigh (1963), MacIntosh u. Bryce-Smith (1968), Quan (1964, persönliche Mitteilung), Rodrigues (1964), Ruston (1954, 1957, 1964), Schneider (1951), Slater u. Stephen (1950) und Spiegel (1962) auf die Leitungsanästhesie mit ihren bekannten Vorteilen hingewiesen. Um die entstehenden Schwierigkeiten durch fehlende Einsicht und Mitarbeit der Kinder zu überwinden, wurde die Leitungsanästhesie von diesen Autoren vielfach mit einer oberflächlichen Allgemeinanästhesie kombiniert. Hierzu wurde sowohl eine Inhalationstechnik als auch eine intravenöse Methode zur Einleitung gewählt. Für die nachfolgende Leitungsanästhesie kamen verschiedene Methoden wie der axilläre Plexusbrachialis-Block, eine lokale Infiltration der Bauchwand (Rektusblockade), die Spinalanästhesie und die lumbale und kaudale Epiduralanästhesie zur Anwendung.

1.1 Indikationen für die kaudale Epiduralanästhesie

Die *Indikationen* für die kaudale Epiduralanästhesie sind, entsprechend den den unteren Epdiralraum durchkreuzenden Nerven, alle Eingriffe in deren Versorgungsbereich. Hierzu gehören v.a. Eingriffe an Penis und Urethra, anale Operationen und Hernien (Chott 1971).

Diese Eingriffe sind mit starken Schmerzen und psychologischem Streß verbunden, es kann zu schwerem Laryngospasmus oder reflexogenem Herzstillstand nach vorhergehender extremer Bradykardie kommen (Earnest u. Fletcher 1969; Shuttleworth 1960; Cousins u. Bromage 1971). Ein harmloser kleiner chirurgischer Eingriff stellt daher durch die möglichen Folgen eine besondere Anforderung an die Anästhesie. Man kann zum Ausschalten des reflexogenen Geschehens eine besonders tiefe konventionelle Allgemeinanästhesie bereits vor Operationsbeginn geben, so daß beim Einsetzen der chirurgischen Manipulationen die Reflexe bereits ausgeschaltet sind. Auf die Nachteile einer solchen tiefen Anästhesie

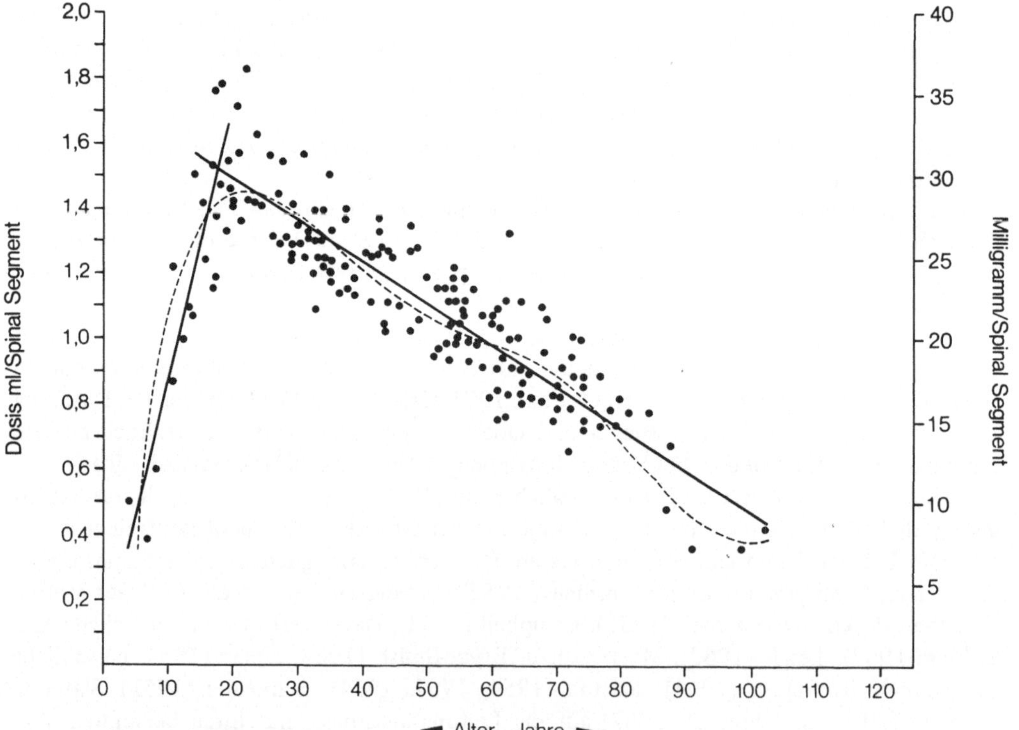

Abb. 1. Dosierung von 2%igem Lidocain für die Epiduralanästhesie bei lumbalem Zugang. Größe der segmentalen Dosis, bezogen auf das Alter von 201 Patienten zwischen 4 und 102 Jahren. Durch die Datenpunkte wurden Computer angepaßte lineare (——) und kurvilineare (– – –) Regressionslinien gezogen. Der Kurvenverlauf zeigt bis zu 18 1/2 Jahren eine wachstumsbedingte aufsteigende Tendenz, die Neigung dürfte durch bereits einsetzende physiologische Abbau- und Alterungsprozesse bedingt sein. Die im weiteren Verlauf zu beobachtende absteigende Linie ist sowohl durch den physiologischen Abbau als auch durch zunehmende anatomische Veränderungen bedingt. (Nach Bromage 1969)

im Kleinkindalter wurde bereits oben hingewiesen. Hinzu kommt, daß diese „kleinen" chirurgischen Eingriffe oft ambulant durchgeführt werden, und die Kinder schnell wach sein sollen.

Die kaudale Epiduralanästhesie mit Ausschaltung der reflexauslösenden Nervenbahnen stellt ein wesentlich schonenderes Vorgehen dar und bietet sich als günstigere Alternative zu anderen Anästhesieverfahren an. Auf diese Zusammenhänge in der Kinderanästhesie hat auch Davenport (1967) hingewiesen. Angaben sind sonst in der Literatur überraschenderweise kaum zu finden. Offensichtlich wird i. allg. die klinisch bekannte Tatsache, daß bei genitalen oder analen Eingriffen den Patienten gefährdende Reflexreaktionen auftreten können, als gegeben hingenommen.

Da die Technik der kaudalen Epiduralanästhesie zwar relativ selten angewandt wird, von den theoretischen Voraussetzungen her aber ausgesprochen günstige Möglichkeiten bietet, haben wir uns dieser Problemstellung besonders angenommen.

Ein weiterer Befürworter der Methode ist Fortuna (1967), der aufgrund langjähriger Erfahrungen die kaudale Epiduralanästhesie im Kindesalter besonders für Entwicklungsländer befürwortet, in denen es sowohl an entsprechender Ausrüstung als auch an ausgebildeten Anästhesisten fehlt. Eine einfache, sichere und zuverlässige Technik ist daher eine absolute Notwendigkeit. In warmen Ländern ist außerdem die Gefahr von Hyperthermie, Erbrechen und Dehydratation nach einer Allgemeinanästhesie gravierend. Fortuna (1967) empfiehlt die kaudale Epiduralanästhesie für Operationen an der Bauchwand unterhalb des Versorgungsgebiets von Th_6 und auch für intraabdominale Eingriffe unterhalb des Nabels sowie für Eingriffe an den unteren Extremitäten. Besonders hervorgehoben wird beim Anwenden dieser Technik die Stabilität des Kreislaufs bei Kindern, und dies auch bei Vorliegen von Komplikationen wie Toxämie, Dehydratation und Peritonitis.

Nach unseren eigenen Erfahrungen hat sich die Kaudalanästhesie auch ohne vorherige Allgemeinanästhesie zur Reposition von eingeklemmten Leistenhernien bewährt. In der überwiegenden Zahl der Fälle gelingt die Reposition, und der notwendige operative Eingriff kann dann zu einem gewählten Zeitpunkt nach entsprechender Vorbereitung des Kindes durchgeführt werden.

1.2 Kontraindikationen für die kaudale Epiduralanästhesie

Die Kontraindikationen für die kaudale Epiduralanästhesie im Kindesalter sind die gleichen wie beim Erwachsenen: Infektionen im sacrokokzygealen Bereich, Erkrankungen des ZNS, grobe Anomalien der Wirbelsäule und Koagulationsstörungen (Fortuna 1967; Odom 1940). Die von den meisten Autoren als Kontraindikation angesehene mangelnde Kooperation von Patienten im Kindesalter ist nach unserer Meinung nicht als solche zu werten. Wie die vorliegenden Erfahrungen zeigen, läßt sie sich durch eine leichte initiale Allgemeinanästhesie überspielen.

1.3 Dosierung und Zugang bei der Epiduralanästhesie

Um zu verbindlichen Angaben über die Dosierung von Lokalanästhetika für die Epiduralanästhesie zu gelangen, hat Bromage (1962, 1969) verschiedene Untersuchungen über die Ausbreitung von Anästhesielösungen im Epiduralraum vorgenommen. In die zuletzt durchgeführte Untersuchungsreihe bei lumbalem Zugang wurden 201 Patienten zwischen 4 und 102 Jahren aufgenommen; allerdings waren nur 5 Kinder unter 10 Jahren vertreten.

Bromage (1969) konnte in dieser Studie zeigen, daß die Größe der benötigten Dosis (ml/Spinalsegment) des Anästhesiemittels vom Alter abhängig ist, wobei einmal das Wachstum und zum anderen physiologische Abbauvorgänge des Patienten von Bedeutung sind. So kommt es in der Zeit bis zu 18 1/2 Jahren, in der die Wachstumsvorgänge überwiegen, zu einem gleichmäßigen Anstieg der benötigten Dosis und von da bis zum hohen Alter zu einem linearen Abfall.

Die Ergebnisse der Studie von Bromage sind in Abb. 1 (siehe Seite 82) dargestellt. Die dort aufgezeigte Gesetzmäßigkeit konnte bisher nur für die Epiduralanästhesie bei *lumbalem* Zugang gezeigt werden. Ähnliche Versuche von Cousins u. Bromage (1971) und Bryce-Smith (1954) sowie die allgemeine klinische Erfahrung konnten eine entsprechende Abhängigkeit der benötigten Dosis für die Epiduralanästhesie im Erwachsenenalter bei kaudalem Zugang nicht nachweisen. Es fand sich keine Korrelation zwischen der notwendigen Dosis einerseits und Alter, Größe und Gewicht andererseits. Dementsprechend schwanken die Angaben in der Literatur über eine mittlere Dosierung annähernd äquipotentieller Lösungen: Nolte (1972) errechnete für 0,375% Bupivacain 1 ml/Segment, während Cousins u. Bromage (1971) für 25% Lidocain 3,1 ml/Segment angeben. Diese Aussagen beschränken sich aber nur auf die Untersuchungen an Jugendlichen (ab 15 Jahren) und an Erwachsenen. Die Verhältnisse für die kaudale Epiduralanästhesie im Kindesalter wurden bisher noch nicht untersucht. Doch ist gerade für den Säugling und das Kleinkind die exakte Dosierung jedes potenten Arzneimittels von besonderer Bedeutung.

2 Problemstellung dieser Arbeit

Ziel unserer Untersuchung war es,

1. festzustellen, ob die Ausbreitung von Anästhesielösungen im Epiduralraum bei kaudaler Injektion an Kindern gesetzmäßig abläuft und damit eine Vorhersage für die Dosierungen im Kindesalter möglich ist;
2. zu untersuchen, welche Gegebenheiten die Ausbreitung von Anästhesielösungen im Epiduralkanal beeinflussen. Dabei sollten die unterschiedlichen Bedingungen beim Kind und beim Erwachsenen besonders herausgestellt werden und der Wirkungsort der Lokalanästhetika besprochen werden;
3. den Einfluß der Konzentration einer Anästhesielösung auf die Ausbreitung und die zu verabreichende Dosis zu zeigen.

3 Grundlagen und Voraussetzungen

3.1 Anatomische Grundlagen

Zum Verständnis der Faktoren, die die Ausbreitung der Lokalanästhetika im Epiduralraum bestimmen, erscheint es notwendig, zunächst *die anatomischen Grundlagen* zu besprechen.

3.1.1 Dura mater

Die harte Rückenmarkshaut löst sich, erstmals beim 18 mm langen Embryo nachweisbar, von der bindegewebigen Auskleidung des Wirbelkanals, der Endorhachis, ab. Beim 40 mm langen Embryo führt die Aufspaltung der derben Bindegewebsschicht dorsal von den Wirbelkörpern in das Lig. longitudinale posterius und die eigentliche Dura zur Bildung des Epiduralraums (Stark 1965). Medial davon entstehen die weichen Hirnhäute, Pia mater und Arachnoidea. Zunächst bleibt die Dura dorsal noch in Kontakt mit den Wirbelbögen, löst sich dann aber später auch hier ab, der Wirbelkanal wird zunehmend weiter. Während noch beim Feten von 30 mm Scheitel-Steiß-Länge Rückenmarkssubstanz in Höhe des 4. Kokzygealwirbels nachgewiesen werden konnte (Streeter 1919), endet schon beim 64 mm langen Feten das Rückenmark am 3. Kreuzbeinwirbel (von Lüdinghausen 1967). Wie das Rückenmark bleibt auch der Duralschlauch, wenn auch in geringerem Maß, im Längenwachstum gegenüber der Wirbelsäule zurück. Während auch später noch der Austritt der unteren Halsnerven aus dem Rückenmark und die die Nerven begleitenden Durafortsätze in gleicher Höhe liegen, wird nach kaudal der Höhenunterschied zunehmend größer. So laufen die Nervenwurzeln in steigendem Maß schräger zu ihren Durafortsätzen und den Foramina intervertebralia. Die Cauda equina wird innerhalb des Duralschlauchs und der Arachnoidea gebildet. Das kaudale Ende des Duralschlauchs liegt schließlich in Höhe des 1. bis 2. Foramen sacrale. Bei Tiefstand des Conus terminalis (normal L 1–2) in Höhe des ersten Sakrallochs kann die Dura bis zum 4. Foramen sacrale reichen (Elze 1932). Ein solcher Tiefstand des Conus terminalis findet sich rassenabhängig häufiger bei Negern.

Von der Spitze des Duraschlauchs geht als Fortsetzung des Filum terminale ein Befestigungsstrang zum Hiatus sacralis: Filum durae matris spinalis. Hier handelt es sich jedoch nicht um eine Durabildung sondern um den Rest der kokzygealen Rückenmarksubstanz.

Als erste Hülle bedeckt die kraniale Dura das Gehirn, die spinale Dura das Rückenmark und die Wurzeldura die dorsalen und ventralen Nervenwurzeln.

Die zweiblättrige kraniale Dura bildet innerhalb des Schädels mit ihrer äußeren Lage die innerste Schicht des kranialen Periosts und ist fest verbunden mit dem Foramen magnum. Die äußerste Lage der spinalen Dura wird zum Periost des Wirbelkanals (Lanz-Wachsmuth 1955). Die innere kraniale Duralage setzt sich als spinale Dura fort und begleitet das Rückenmark und als Wurzeldura die Nervenwurzeln. Am Rande des Foramen magnum ist sie fest angewachsen. So können im Epiduralkanal deponierte Lösungen nicht in die Schädelhöhle eindringen. Kranial ist die Dura am stärksten in kaudaler Richtung wird sie zunehmend dünner. Sie dringt bis in die Foramina intervertebralia hinein und begleitet als epineurales und perineurales Bindegewebe die peripheren Nerven.

3.1.2 Epiduralraum

Wegen der festen Verbindung der äußeren Duralage mit den Schädelknochen gibt es normalerweise im Schädel keinen Epiduralraum. Es gibt nur einen spinalen Epiduralraum, der, wie oben beschrieben, keine Verbindung zum Schädel hat, sondern kranial durch das Foramen magnum begrenzt wird. Kaudal endet er an der sakrokokzygealen Membran, die den Hiatus sacralis verschließt. 31paarige Spinalnerven durchqueren mit ihren Durafortsätzen den Raum auf dem Weg zu ihrem Ausgang an den Foramina intervertebralia. Die vordere Begrenzung des Epiduralraums ist das Lig. longitudinale posterius der Wirbelkörper, die hintere das Lig. flavum, das am Periost der Wirbelbögen befestigt ist. Lateral begrenzt das Periost der Basis der Wirbelbögen den Raum. Durch die Foramina intervertebralia bestehen Öffnungen in den Paravertebralraum. Mit zunehmendem Alter werden die Öffnungen durch fibröses Gewebe verschlossen.

Die venösen Plexus liegen im Epiduralraum und bilden, eng miteinander verbunden, einen venösen Ring. Sie haben Verbindungen zu den benachbarten Knochen, zum Rückenmark, zu den basivertebralen Venen und zu den intervertebralen Venen. Zusätzlich treten Äste aus den vertebralen, interkostalen, lumbalen und iliolumbalen Arterien durch die Foramina intervertebralia ein und anastomosieren v.a. in den seitlichen Teilen des Epiduralraums (Ziehen 1899).

Zwischen den Arterien, Venen und Nerven liegt ein häufig gallertig durchscheinendes (Kölliker 1896) Fettgewebe, über das wegen seiner Wichtigkeit bei der Verteilung der Lokalanästhetika, besonders im kindlichen Epiduralraum, noch ausführlicher zu sprechen sein wird.

Der Epiduralraum läßt sich weiterhin unterteilen in

1. einen ventralen Raum zwischen dem Ligamentum longitudinale posterius, der ventralen Oberfläche der Dura und der ventralen Spinalwurzeln,
2. einen dorsalen Raum zwischen dem Ligamentum flavum und den Wirbelbögen, den dorsalen Wurzeln und der dorsalen Dura,
3. einen rechten und linken lateralen Raum, der zwischen den vorderen und hinteren Wurzeln liegt.

Die unterteilten Räume stehen meist miteinander in Verbindung und sind vom 2. Sakralwirbel ab nach unten meist undeutlich in der Begrenzung. Der Sakralkanal enthält hier die durabekleideten Nervenwurzeln der Cauda equina und das Filum terminale. Fibröse Stränge bilden gelegentlich kleine Unterkammerungen in diesem Teil des Sakralkanals.

Lokalanästhetika werden bei lumbalem Zugang i. allg. im dorsalen Epiduralraum deponiert, und zwar nicht nur „peridural", denn dies würde implizieren, daß nur die unmittelbare Umgebung der äußersten Teile der spinalen Dura und der Wurzeldura von der Lösung erreicht würden. Tatsächlich findet eine viel weiter reichende „epidurale" Ausbreitung im gesamten Raum außerhalb der Dura statt. Insofern ist der Ausdruck „Periduralanästhesie" irreführend und unrichtig (Shanta u. Evans 1972).

3.1.3 Fettgewebe des Epiduralraums

Beim Erwachsenen läßt sich bei der Injektion von Lokalanästhetika in den kaudalen Epiduralraum keine genaue, gesetzmäßige Ausbreitung feststellen, wie dies etwa beim lumbalen Zugang der Fall ist. Gelegentlich kommt es zu bizarren Verteilungsbildern der anästhesierten Bezirke. Dagegen konnten wir bei Kindern eine gleichmäßige Ausbreitung finden. Eine genauere anatomische Betrachtung des epiduralen Fettgewebes beim Kind und beim Erwachsenen läßt Schlüsse über diese unterschiedliche Ausbreitung von Anästhesielösungen zu.

Über das Fettgewebe des Epiduralraums finden sich in einer Reihe von Arbeiten besondere Angaben (Knutson 1942; Sjövall 1943; Ramsey 1959; Tretjakoff 1926). Aus der Arbeit von Tretjakoff (1926) sollen hier die wichtigsten Punkte zusammengefaßt werden: Das Fett ist in dünnen, flachen Läppchen im Epiduralraum verteilt und bleibt besonders mit dem äußeren Blatt der Dura verbunden. Die Fettläppchen sind durch eine gallertige Schicht untereinander zusammengehalten.

Kölliker (1896) hat auf den gallertigen Zustand des epiduralen Gewebes hingewiesen. Poirier u. Charpy (1899) schreiben dieses Aussehen ganz besonders dem Gewebe des Neugeborenen zu. Bei mikroskopischen Untersuchungen von epiduralem Fettgewebe des Pferdes fand Tretjakoff (1926), daß die Fettzellen isoliert voneinander in einer basophilen Grundsubstanz mit einem Fasersystem eingebettet sind. Die Fasern sind den Grundfibrillen der chondroiden Substanz zuzuordnen und chemisch und morphologisch von den kollagenen und elastischen Fasern des Bindegewebes verschieden. Sie bilden ein selbständiges Stützsystem, das das fertige Epiduralgewebe vom Fettgewebe anderer Körpergebiete unterscheidet. Es gibt hier keine kollagenen Fasern zwischen den Fettzellen.

Das embryonale epidurale Gewebe beim Menschen wie auch bei manchen Tieren (Schwein) erscheint erst als basophiles Chondroidgewebe mit eingelagerten Fettzellen, in denen jedoch lange die Fetttröpfchen nicht zusammenfließen. Auch bilden sich basophile und elastische Fasern. Das Gewebe hat das typische, mehrfach zitierte schwammartige, gallertische Aussehen, bedingt durch die reichlich vorhandene basophile Grundsubstanz.

Nach der Geburt verliert sich allmählich die Grundsubstanz, und es bleiben schließlich nur die Fasern zurück. Beim Kind hat das Fettgewebe des Epiduralraums zunächst weiterhin einen schwammigen Charakter. Im Erwachsenenalter dagegen sind die Fettpartikel fest aneinander gepreßt (Tretjakoff 1926).

Im zervikalen Epiduralraum fehlen die Fettläppchen. Sie treten im thorakalen Anteil als Schicht auf und erreichen dort dorsal bereits eine Dicke von 3 mm. Im lumbodorsalen Bereich wird die Fettschicht dann bis zu 5 und 6 mm dick. Nach vorn umhüllt sie die venösen Plexus und die Durafortsätze der Spinalnerven in den Foramina intervertebralia. Das Fett ist am stärksten vom 4. Lumbalwirbel nach unten bis in den Sakralkanal ausgebildet. Der Sakralkanal wird regelmäßig am Hiatus von einem massiven Fettkörper (Corpus adiposum sacrococcygeale) verschlossen, der beim Neugeborenen noch aus der gallertigen Masse besteht. Die wirksame Begrenzung des Epiduralraums nach kaudal bildet jedoch das schon oben erwähnte Ligamentum sacrococcygicum. Dieses ist bis zu 3 mm dick und liegt auf dem Corpus adiposum sacrococcygeale.

3.1.4 Arachnoidea und Pia mater

Die spinale Arachnoidea ist eine Fortsetzung der zerebralen Arachnoidea. Sie bedeckt das Rückenmark und die Spinalnervenwurzeln und liegt zwischen Pia und Dura mater. Im Wirbelkanal liegt die Pia direkt auf dem Rückenmark. Blutgefäße, die in Gehirn und Rückenmark eintreten, liegen im Subarachnoidalraum. Wenn sie die Pia durchbohren, nehmen sie eine Hülle mit sich, die von innen nach außen gehend, aus Pia und Arachnoidea besteht. In der Tiefe des Gehirns und des Rückenmarks verbindet sich der liquorführende perivaskuläre Raum mit dem Perineuralraum.

3.1.5 Subarachnoidalraum

Der Subarachnoidalraum enthält den Liquor cerebrospinalis und liegt zwischen Arachnoidea und Pia. Entsprechend dem Verlauf dieser beiden Membranen umhüllt er mit seinen 3 Unterteilungen, die miteinander in Verbindung stehen, 1. kranial das Gehirn, 2 spinal das Rückenmark und 3. an den Nervenwurzeln deren proximalen Anteil. Der die Nervenwurzel bedekkende Subarachnoidalraum wird im englisch-sprachigen Schrifttum als „ink cuff space" bezeichnet. Wenn nämlich Tusche (ink) in den Subarachnoidalraum eingebracht wird, sammelt

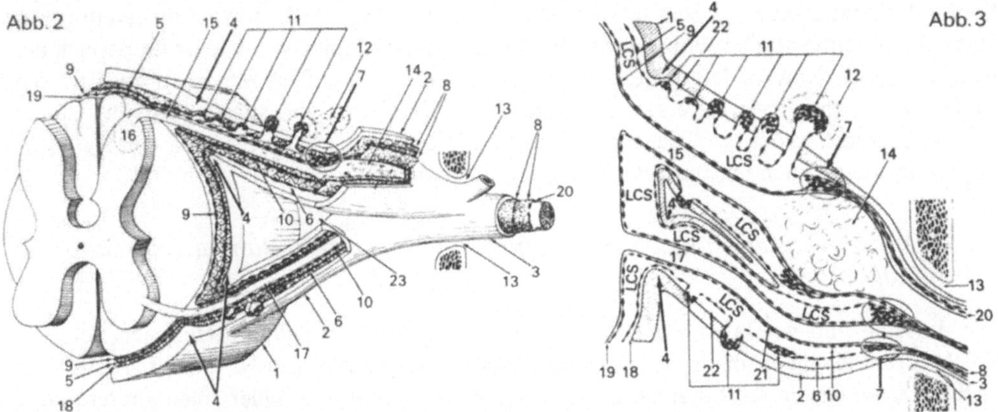

Abb. 2 u. 3. Zeichnungen des Rückenmarks, der dorsalen und ventralen Wurzeln, des Hinterwurzelganglions und des gemischten Nerven. Die Darstellungen zeigen die Beziehungen der Spinal- und Wurzelmeningen zu den Membranen des peripheren Nerven. Man beachte die Fortsetzung der spinalen Epidural-, Subdural- und Subarachnoidalräume über eine gewisse Strecke mit den dorsalen und ventralen Spinalwurzeln. Die Pia arachnoidea (*6, 10*) der Spinalwurzeln setzt sich als perineurales Epithel des peripheren Nerven (*8*) fort. Der Subpialraum des Rückenmarks (*19*) und der Wurzel und der subperineurale Epithelspalt (*20*) sind zwar nur potentielle Räume, stehen aber in direkter Verbindung miteinander (*19, 20, 21*). Der Interperineuralraum hat unmittelbare Verbindung mit den Interarachnoidalräumen (sämtlich potentielle Räume). Verschiedene Typen der villösen Arachnoideastrukturen sind dargestellt (*11*). Die Lage des Durakragens (*4*) wird dargestellt in Bezug zu den Nervenwurzeln, die aus dem spinalen Subarachnoidalraum hervorgehen. **Abb. 2** zeigt die vorderen (vor der ventralen Spinalwurzel), die lateralen (*23*) und die hinteren (hinter der dorsalen Spinalwurzel) Epiduralräume. Abb. 2 u. 3 modifiziert nach Shanta und Evans (1972)

Erklärung der Pfeile in Abb. 2 u. 3: *1* Rückenmark-Dura-mater; *2* Wurzel-Dura-mater; *3* Perineurium und Epineurium des peripheren Nerven; *4* Durakragen; *5* Rückenmarksarachnoidea; *6* Wurzelarachnoidea; *7* Vereinigung von Wurzelpia und Arachnoidea unter Obliteration des Subarachnoidalraums, beachte die Arachnoideaproliferation an dieser Stelle, sie sind durch einen Kreis besonders gekennzeichnet; *8* Perineurales Epithel, eine Fortsetzung der Pia-arachnoidea-Schicht des peripheren Nerven; *9* Rückenmarkspia; *10* Wurzelpia; *11* Verschiedene Formen der Arachnoideaproliferationen mit Darstellung der unterschiedlichen Stadien der Duradurchdringung; *12* Epiduralvene; *13* Foramen intervertebrale; *14* Hinterwurzelganglion; *15* Hintere Spinalwurzel; *16* Substantia gelatinosa; *17* Vordere Spinalwurzel; *18* Subduralraum des Rückenmarks; *19* Subpialraum des Rückenmarks; *20* Subperineuralraum des peripheren Nerven (eine Fortsetzung des subpialen Raums der Wurzel); *21* Subpialer Raum der Wurzel; *22* Subduralraum der Wurzel; *23* Zwischenwurzel- oder lateraler Epiduralraum (zwischen dorsaler und ventraler Spinalwurzel); *LCS* Liquor cerebrospinalis im Rückenmark- und Spinalwurzel-Subarachnoidal-Raum

sie sich im Wurzel-Subarachnoidea-Raum, und zwar am stärksten am blinden Ende des Raums, wo Arachnoidea und Pia sich aneinander legen. Abb. 2 und 3 zeigen die anatomischen Verhältnisse dieses „Tuschemanschettenraums". Sowohl die dorsalen als auch die ventralen Nervenwurzeln verlassen das Rückenmark einzeln innerhalb des spinalen Subarachnoidalraums, bedeckt mit Pia, umflossen von Liquor. Das Ganze wird umschlossen von spinaler Dura. Die Nervenwurzeln durchqueren dann innerhalb eines Schlauchs aller 3 Hirnhäute unter Beibehaltung deutlicher subduraler, subarachnoidaler und subpialer Räume den Epiduralraum. Am Berührungspunkt von Spinaldura und Wurzeldura ist die Engstelle der Wurzeldura, im englischen Sprachgebrauch „dural collar" (Durakragen) genannt. Dieser ist am deutlichsten an den Hinterwurzeln. Die Dura verjüngt sich stark bis zum Foramen intervertebrale. Der Subarachnoidalraum reicht bis zum dorsalen Wurzelganglion. Histologisch finden sich am blinden Ende des Subarachnoidalraums des Wurzelnerven villöse Proliferationen der Arachnoidea (Rexed u. Wennstrom 1959; Hassin 1930), sowohl an den dorsalen als auch an den ventralen Wurzeln. Solche Proliferationen finden sich wieder im Bereich der paravertebralen Nerven. Mit zunehmendem Alter nehmen die Proliferationen noch zu. Sie stoßen in verschiedener Tiefe in die benachbarten Strukturen vor, angefangen von tieferen Lagen der Arachnoidea, vordringend in die Dura, die Dura durchbrechend in den Epiduralraum und weiter, auch teilweise vorbuckelnd in die epiduralen Venen (s. Abb. 3).

3.1.6 Nervenwurzeln und Nervenstämme jenseits des Subarachnoidalraums der Spinalwurzel

Die dorsalen und ventralen Wurzeln und das dorsale Wurzelganglion setzen sich noch ein Stück fort und bilden dann einen gemeinsamen Nervenstamm, den N. spinalis. Dieser teilt sich nach Verlassen des Foramen intervertebrale wiederum und bildet einen vorderen und einen hinteren Anteil unter Bildung der paravertebralen Nervenstämme. Pia und Arachnoidea kommen einander noch näher, auch hier finden sich wiederum Arachnoideaproliferationen. Die beiden Hirnhäute begleiten weiter als perineurales Epithel (Shanta u. Bourne 1968) das gesamte periphere und autonome Nervensystem. Auch die Dura, die zunehmend dünner wird, folgt den Nerven als epi- und perineurales Bindegewebe weiter zur Peripherie.

3.1.7 Spezielle Anatomie des Kreuzbeins und des Hiatus sacralis und des Canalis sacralis

Die Anatomie dieser Gebilde wurde teilweise bereits oben mit der Anatomie der Hirnhäute des Epiduralkanals abgehandelt. Es bleiben noch die für die Ausbreitung von Anästhesielösungen wichtigen, äußeren knöchernen Gebilde dieses Bereichs zu besprechen.

Das Kreuzbein entsteht aus einer Fusion der 5 Sakralwirbel; es hat die Form eines mit der Basis nach oben zeigenden Dreiecks. Die Mitte der Basis bildet der 1. Sakralwirbel, der mit der Gelenkfläche des darüberliegenden 5. Lendenwirbels artikuliert. Die unten liegende Spitze des dreieckigen Sakrums artikuliert mit dem Steißbein. Die Seitenteile des Kreuzbeins entstehen aus zusammengewachsenen Teilen der Querfortsätze und aus Rippenanteilen. An der konkaven Vorderseite befinden sich neben den 4 durch Verwachsung der Sakralwirbel gebildeten Leisten die 4 Foramina sacralia pelvina, die den kräftigen vorderen Kreuzbeinnerven zum Austritt dienen und Verbindung zu den hinteren Foramina haben. Auf der konvexen Rückseite läuft in der Mittellinie die Crista sacralis mediana mit 3–4 rudimentären Dornfortsätzen. Der Dorn des 4. Sakralwirbels ist nicht zusammengewachsen, und läßt so den dreieckigen, mit der Spitze nach oben gerichteten Hiatus sacralis frei (Löfstrom 1970). Die Seitenschenkel des Hiatus sacralis laufen basal jeweils in eine Verdickung, die Cornua sacralia, aus, die den kaudalen Gelenkfortsatz des 5. Sakralwirbels darstellen. Der obere Rand des Kokzyx bildet die Basis des Hiatus sacralis. Bei Fehlen der Lamina des 5. Sakralwirbels wird der Querdurchmesser des Hiatus sehr klein (Trotter 1947). Der Hiatus sacralis wird, wie schon oben erwähnt, durch die sacrokokzygeale Membran verschlossen.

Der Canalis sacralis ist dreieckig, dem Knochen entsprechend gekrümmt und verengt sich nach unten. Die obere Mündung befindet sich an der Basis des Kreuzbeins. Am Hiatus sacralis öffnet er sich als Spalt an der hinteren Fläche des Knochens. Mit den vorderen und hinteren Foramina hat er Verbindung durch Kanäle.

4 Material und Methodik

Es wurden 3 separate Gruppen aus insgesamt 152 Kindern gebildet, die zu operativen Eingriffen eine kaudale Epiduralanästhesie erhielten.
In der Gruppe I (1969) erhielten 52 Kinder als Anästhetikum 1%iges Lidocain mit Adrenalin 1 : 200 000[1].
In der Gruppe II (1970) erhielten 50 Kinder 0,25%iges Bupivacain mit Adrenalin 1 : 200 000[2].
In der Gruppe III (1971) erhielten 50 Kinder 1%iges Mepivacain mit Adrenalin 1 : 200 000[3].

Die jeweils verabreichten Lösungen von Lokalanästhetika sind als äquipotentiell anzusehen. Die Altersverteilung der untersuchten Kinder ist in Abb. 4 dargestellt; die durchgeführten Operationen sind aus Tabelle 1 ersichtlich.

Wie andere Autoren leiteten wir die Leitungsanästhesie mittels Inhalationsnarkose mit einer Teilrückatmungstechnik (Ayers-T-Stück mit Kuhn- oder Waters-Gerät) unter Verwendung von Lachgas/O_2 und Halothan 1,5 Vol.-% ein. Nach Verschwinden des Lidreflexes wurden die Kinder mit angezogenen Beinen auf die Seite gelegt und die Sakralgegend mit Merfen[4]-Tinktur abgewaschen. Nach Identifizierung des Hiatus sacralis durch Palpation wurde zwischen den beiden Cornua sacralia eingestochen. Dabei war die Nadel etwas nach kranial gerichtet mit einem Winkel von etwa 60–70° zur Hautoberfläche (s. Abb. 5).

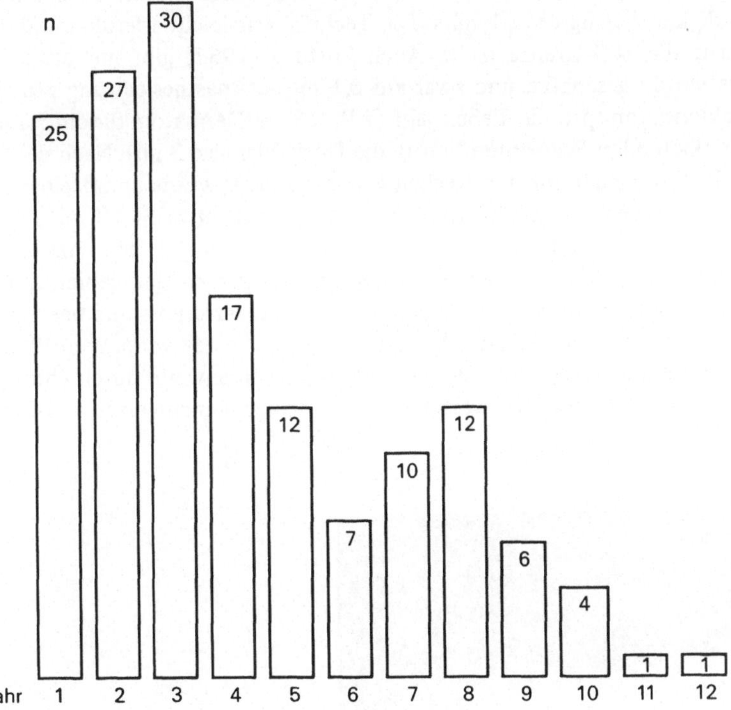

Abb. 4. Altersverteilung der 152 untersuchten Kinder

[1] Xylocain – Pharma Stern GmbH, Wedel
[2] Carbostesin – M. Woelm, Eschwege
[3] Scandicain – M. Woelm, Eschwege
[4] Zyma-Blaes, München

Operationen	n
Phimosen	52
Leistenhernien	69
Hydrozelen	4
Nabelhernien	12
Kryptorchismus	7
Appendizes	8

Tabelle 1. Zahl und Art der durchgeführten Operationen

Der Durchtritt der Nadel durch das Ligamentum sacrococcygicum mit dem typischen Vorschnellen bis zum Anprall an das ventrale Blatt des Kreuzbeins zeigte jeweils den Eintritt in den Epiduralraum deutlich an.

Es wurde nun, im Gegensatz zum Vorgehen beim Erwachsenen, nicht versucht, in den Sakralkanal einzugehen, sondern die Anästhesielösung konnte bereits hier ohne Widerstand leicht injiziert werden. Es sollte so die Punktion einer möglicherweise pathologisch tief herabreichenden Dura vermieden werden. Tatsächlich wurde bei der der Injektion vorangehenden Aspiration auch nie Liquor aspiriert und keine totale Spinalanästhesie beobachtet. Die Injektionsgeschwindigkeit betrug etwa 1 ml/s. Die Technik war leicht erlernbar und die Versagerquote überschritt die 10%-Grenze nicht. Auch Fortuna (1967) gibt nur etwa 8% Versager an. Die Dosis wurde geschätzt, und zwar auf 0,1 ml derAnästhesielösung pro ein zu blockierendes Spinaldermatom pro ein Lebensjahr (z.B. 0,3 ml/Dermatom für ein 3jähriges Kind; bei 10 zu blockierenden Segmenten betrug die Dosis hier also 3 ml). Nach der Injektion wurden die Patienten wieder auf den Rücken gedreht, und es wurde unmittelbar anschließend mit der chirurgischen Hautpräparation begonnen. Nach etwa 5–10 min, dem üblichen Zeitraum bis zum Operationsbeginn, war die Anästhesie eingetreten. Als erstes Zeichen des Wirkungseintritts galten: Temperaturanstieg im blockierten Hautgebiet, durch die Bauchdecke sichtbare Aortenpulsation, Verschwinden der Patellarreflexe und bei männlichen Patienten eine Teilerektion des Penis. Als weitere Zeichen eines wirksamen Blocks konnte das Fehlen einer Veränderung von Puls, Atmung und Pupillenweite durch chirurgische Manipulationen bei Operationsbeginn gewertet werden. Im allgemeinen wurde 5–10 min

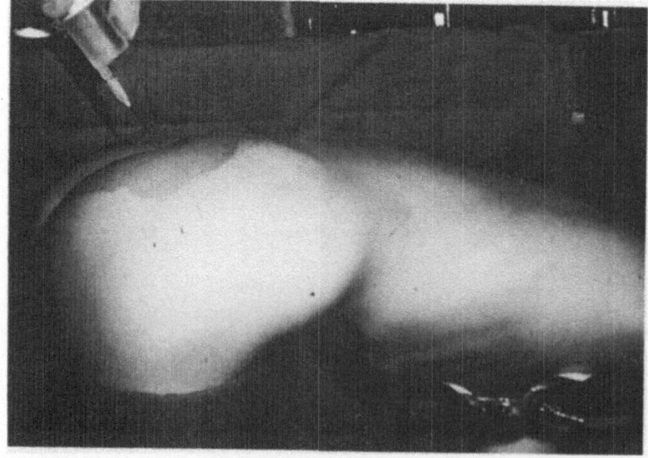

Abb. 5. Technik der kaudalen Injektion bei Kindern (nach Abnahme der Abdecktücher); seitliche Ansicht zur Darstellung des Neigungswinkels der Nadel

nach der Injektion das Halothan von 1,5 auf 1 oder 0,5 Vol.-% reduziert und meist nur aufrecht erhalten, um störende Bewegungen des Kindes zu vermeiden. Häufig konnte im Verlauf der weiteren Anästhesie ganz auf Halothan verzichtet werden. Insgesamt war der Verbrauch von Halothan also entscheidend geringer als bei einer Inhalationsanästhesie ohne Kaudalanästhesie bei gleichartigen chirurgischen Eingriffen. Herzrhythmusstörungen wurden in unseren Fällen bei sorgfältiger auskultatorischer Kontrolle nicht beobachtet.

Um Aussagen über die Ausbreitung der anästhesierten Dermatome bei einer Leitungsanästhesie machen zu können, ist man auf die Angaben der Patienten angewiesen. Nun ist es aber bekannt, daß selbst bei wachen Kindern nur schwer eine verwertbare Aussage zu bekommen ist, bei einem Kind unter 4 Jahren ist sie mit Sicherheit nicht zu erhalten. Bromage (1969) hat hierauf besonders hingewiesen, und eine Methode gefordert, die auch für das Kleinkindalter eine Objektivierung der Blockade ermöglicht.

Wir glauben, mit dem nachfolgend geschilderten Vorgehen eine verwertbare Methode zur Auswertung der erzielten Anästhesie gefunden zu haben:

Bedingt durch die außerordentlich oberflächliche Narkose, war es am Ende des Eingriffs möglich, bei den nur wenig benommenen Kindern eine Schmerzreaktion zu erreichen, ohne auf subjektive Angaben angewiesen zu sein. Es wurde hierzu, von der Leiste nach oben wandernd, nacheinander auf beiden Seiten mit der Nadel in die Haut eingestochen, bis eine Schmerzreaktion durch Abwehrbewegungen oder Schreien erfolgte. Diese Untersuchung wurde immer mehrfach in Anwesenheit mehrerer Beobachter durchgeführt, um eine Voreingenommenheit des Anästhesisten auszuschließen. Es mußte Einigkeit über die Höhe der schmerzfreien Zone bestehen. Wenn keine Einigkeit über die obere Grenze erzielt werden konnte, wurde der Fall von der Auswertung ausgeschlossen.

Auch durch Messung der Hauttemperatur, die im blockierten Gebiet 1,5–2 °C höher lag, konnte die Blockade weiterhin objektiviert werden.

Die Dosierung wurde, wie in der Literatur mehrfach angegeben, in folgender Weise definiert:

$$\frac{\text{ml der injizierten Anästhesielösung}}{\text{Anzahl der analgesierten Dermatome}}$$

Hierdurch wurde ein Vergleich mit den Angaben anderer Autoren ermöglicht. Gezählt wurde in der üblichen Weise vom 5. Sakralsegment nach oben.

In den Gruppen I und II wurde die Dosierung bezüglich der Variablen Alter, Gewicht und Größe gemessen; in Gruppe III nur noch bezüglich der Altersvariablen.

5 Ergebnisse

1. Die Methode der geschätzten Dosisangabe, 0,1 ml der Anästhesielösung pro 1 zu blockierendes Spinaldermatom pro 1 Lebensjahr (z.B. 0,3 ml/Dermatom für ein 3jähriges Kind), erwies sich als durchaus brauchbar. Es ergab sich so eine gute Richtlinie für die Beachtung der Höchstdosen. Tatsächlich wurden bei Einhaltung dieser Dosierungsberechnung bei keinem der 3 adrenalinhaltigen Lokalanästhetika in den hier verwendeten Konzentrationen die empfohlenen Höchstdosen erreicht. Für Lidocain mit Adrenalin geben Bromage u. Robson (1961) eine Höchstdosis von 10 mg/kg Körpergewicht an; für Bupivacain werden vom Hersteller 2 mg/kg Körpergewicht genannt. Die verabreichte Dosierung (ml/Segment) bei unseren Untersuchungen sind in Tabelle 2 (Lidocain), Tabelle 3 (Bupivacain) und Tabelle 4 (Mepivacain) aufgeführt.
2. Die Zusammenhänge der Dosis-Wirkung-Größe mit den Einflußvariablen Alter, Gewicht und Größe sollten mittels Korrelationsberechnungen mit Regressionsverfahren ermittelt werden. Die Regressionsgleichung lautet in ihrer einfachsten Form:

$$y = b_0 + b_1 x_1 + b_2 x_2 + \dots + b_n x_n,$$

wobei y die abhängige, vorherzusagende Variable ist, x_1, x_2 .... x_n die unabhängigen Variablen (Prediktoren) darstellen.

Die Koeffizienten b_0, b_1 .... b_n werden nach dem Kriterium der kleinsten Quadrate derart abgeschätzt, daß die Vorhersage optimal ist. Die Genauigkeit der Vorhersage kann spezifiziert werden mittels R^2, dem Bestimmtheitsmaß (meist als Prozentzahl).

Eine graphische Analyse der Residuen (vorhergesagte Werte minus tatsächlich gemessene Werte) gibt darüber Aufschluß, ob das Regressionsmodell angemessen ist oder ob Transformationen der Daten vorgenommen werden müssen.

Voruntersuchungen mit den Gruppen I und II (s. Tabellen 2 und 3) zeigten, daß eine einzige Variable, nämlich das Alter, zur Vorhersage der Dosiswirkung völlig ausreichend ist. Dies entspricht übrigens auch ganz den Befunden von Bromage (1969) beim Erwachsenen.

Die anderen Regressionsgrößen waren in diesem Zusammenhang nicht signifikant. Dies soll aber nicht heißen, daß diese Größen grundsätzlich zur Vorhersage ungeeignet sind. Sie sind jedoch nicht mehr notwendig, da sie über das Alter hinaus keinen Zugewinn mehr bringen. Dies wird aus der Tatsache ersichtlich, daß sämtliche Variablen untereinander hoch korreliert sind. Zur Veranschaulichung sei hier die Interkorrelationsmatrix der Variablen aus Gruppe I abgebildet:

1.			
2.	0,95		
3.	0,94	0,95	
4.	0,94	0,90	0,86

Man entnimmt der Matrix z.B., daß die Dosierungsvariable (Variable 4) am höchsten mit der Altersvariablen (Variable 1) korreliert ist. Die nächst höchste ist die Gewichtsvariable (Variable 2). Die niedrigste, aber immer noch hoch korrelierte Variable 3 ist die Größenvariable. Es zeigt sich z.B. auch, daß Körpergröße und Alter mit 0,94 korreliert sind.

Als Folgerung aus dem oben Genannten wurden daher in der Untersuchung der Gruppe III die Variablen Gewicht und Größe nicht mehr berücksichtigt, und nur noch mit der Altersvariablen gearbeitet. Die Altersvariable allein wurde auch der Gesamtbeurteilung aller 3 Gruppen zugrunde gelegt. Tabelle 4 zeigt die verabreichte Dosierung (ml/Segment) bei den 50 Kindern der Gruppe III nur noch im Verhältnis zum Alter.

Tabelle 2. Verabreichte ml Lidocain pro Segment im Verhältnis zu Gewicht, Längenwachstum und Alter. *Gruppe I: 1%iges Lidocain*

Fortlaufende Zahl	Alter (Monate)	Gewicht (kg)	Größe (cm)	ml/Segment
1	1,5	5,2	58	0,14
2	2	4,0	53	0,13
3	2,5	5,3	58	0,18
4	2,5	3,7	50	0,14
5	3	5,4	68	0,11
6	3	4,0	54	0,13
7	3	5,0	57	0,14
8	3	4,5	50	0,13
9	4	6,0	63	0,07
10	4	6,5	58	0,13
11	7	4,0	55	0,14
12	9	9,0	75	0,13
13	10	9,7	73	0,21
14	11	11,6	76	0,20
15	12	9,6	76	0,16
16	13	11,0	80	0,12
17	13	11,5	77	0,11
18	16	11,3	81	0,14
19	19	11,8	85	0,23
20	21	11,5	83	0,07
21	26	9,0	83	0,25
22	26	12,5	88	0,20
23	26	14,3	95	0,20
24	26	13,2	91	0,11
25	26	14,0	95	0,29
26	32	15,5	105	0,43
27	32	12,9	97	0,25
28	32	14,8	96	0,21
29	32	14,8	83	0,21
30	32	14,8	86	0,27
31	34	15,5	110	0,60
32	36	14,5	105	0,27
33	36	12,3	93	0,31
34	39	12,5	94	0,29
35	39	14,0	95	0,29
36	42	15,0	111	0,33
37	42	14,7	98	0,28
38	42	15,5	107	0,28
39	58	18,0	115	0,44
40	58	15,8	101	0,33
41	61	18,5	109	0,38
42	71	24,7	120	0,53
43	78	18,8	122	0,71
44	91	20,7	122	0,55
45	91	21,0	126	0,93
46	91	24,0	131	0,69
47	91	27,3	133	0,83
48	97	30,8	137	0,55
49	97	28,0	131	0,86
50	105	42,0	160	1,25
51	117	25,0	131	0,83
52	149	38,0	146	1,36

Tabelle 3. Verabreichte ml Bupivacain pro Segment im Verhältnis zu Gewicht, Längenwachstum und Alter. *Gruppe II: 0,25%iges Bupivacain*

Fortlaufende Zahl	Alter (Monate)	Gewicht (kg)	Größe (cm)	ml/Segment
1	12	8,6	78	0,3
2	12	10,1	78	0,16
3	13	9,8	71	0,20
4	13	10,4	80	0,23
5	14	11,2	87	0,20
6	15	9,5	76	0,20
7	16	9,2	81	0,20
8	16	10,3	77	0,20
9	17	9,0	90	0,20
10	18	11,9	82	0,20
11	20	12,4	86	0,28
12	24	12,0	83	0,30
13	24	13,2	87	0,30
14	27	12,9	91	0,30
15	28	14,0	98	0,40
16	29	13,4	84	0,20
17	30	14,2	91	0,20
18	31	14,1	94	0,30
19	31	16,4	102	0,19
20	32	12,2	88	0,40
21	32	10,3	89	0,40
22	34	16,0	100	0,30
23	34	13,0	93	0,27
24	34	11,0	86	0,30
25	37	15,9	98	0,30
26	37	13,7	95	0,30
27	39	15,7	107	0,40
28	42	17,5	104	0,50
29	42	17,0	105	0,33
30	44	19,8	104	0,40
31	51	16,8	111	0,40
32	51	19,0	110	0,60
33	52	16,5	112	0,40
34	53	18,4	109	0,50
35	53	20,3	104	0,50
36	57	16,5	109	0,50
37	66	19,5	116	0,60
38	66	17,6	113	0,60
39	70	29,0	129	0,60
40	74	20,0	114	0,60
41	79	26,3	129	0,70
42	80	20,3	120	0,60
43	84	20,4	126	0,70
44	87	22,4	127	0,80
45	90	22,5	125	0,66
46	90	31,0	134	1,00
47	96	24,5	134	0,66
48	96	23,1	124	0,80
49	106	24,6	132	0,70
50	116	36,3	150	0,90

Tabelle 4. Verabreichte ml Mepivacain pro Segment, bezogen auf das Alter; Gewicht und Längenwachstum wurden eliminiert. *Gruppe III: 1%iges Mepivacain*

Fortlaufende Zahl	Alter (Monate)	ml/Segment	Fortlaufende Zahl	Alter (Monate)	ml/Segment
1	3	0,20	26	40	0,30
2	4	0,20	27	42	0,50
3	8	0,20	28	42	0,50
4	9	0,10	29	42	0,30
5	10	0,10	30	45	0,50
6	11	0,20	31	48	0,40
7	11	0,20	32	56	0,40
8	12	0,20	33	57	0,40
9	15	0,20	34	57	0,60
10	15	0,30	35	60	0,50
11	18	0,19	36	66	0,60
12	18	0,20	37	72	0,60
13	18	0,20	38	78	0,60
14	18	0,30	39	79	0,60
15	19	0,20	40	81	0,80
16	20	0,20	41	84	0,60
17	21	0,20	42	91	0,80
18	22	0,40	43	96	1,00
19	24	0,30	44	96	0,80
20	25	0,20	45	102	0,90
21	27	0,20	46	108	1,20
22	29	0,30	47	119	0,80
23	31	0,20	48	120	1,30
24	33	0,20	49	138	1,00
25	36	0,30	50	139	1,00

Die Anpassung der Regressionsmodelle war in allen Fällen akzeptabel, so daß auf eine Transformation der Ausgangsdaten verzichtet werden konnte.

Die Gleichungen lauten (Alter in Monaten):

Gruppe I $y = (0{,}05869 + 0{,}00708) \times$ Alter,
Gruppe II $y = (0{,}10226 + 0{,}00699) \times$ Alter,
Gruppe III $y = (0{,}08356 + 0{,}00758) \times$ Alter.

Für alle 3 Gruppen ergab sich übereinstimmend ein hohes Bestimmtheitsmaß von 87,7%. Das bedeutet, daß ca. 87% der Variationen der Dosisvariablen vom Alter her erklärt werden können.

6 Analyse der kombinierten Daten aus den 3 Unterschieden

Weiterhin soll nun die Frage untersucht werden, ob die 3 bisher einzeln getesteten Substanzen sich bezüglich der Beziehung Alter–Wirkung voneinander unterscheiden. Die 3 Versuchsserien sind zwar zu verschiedenen Zeiten durchgeführt worden, doch darf man wohl bei Abweichungen auf unterschiedliche pharmakologische Wirkungen schließen, da die äußeren Faktoren über die Zeit hinweg so gut wie möglich konstant gehalten worden waren.

Aus den ersten Untersuchungen war bekannt, daß es sich bei der Beziehung Alter–Wirkung um einen linearen Zusammenhang handelt, der sich in Form einer Regressionsgleichung darstellen läßt:

$$y = b_0 + b_1 x_1 .$$

Hierbei ist y die Reaktion gemessen in (Dosis ml/Spinalsegment), x_1 ist das Alter. Mit Hilfe der bekannten Methode der kleinsten Quadrate können die Koeffizienten so bestimmt werden, daß die Vorhersage optimal wird. In den Berechnungen ergibt sich ein außerordentlich hoher Zusammenhang der beiden Variablen: Bei Lidocain (Gruppe I) und Bupivacain (Gruppe II) konnten jedesmal 87,7% der Varianz der y-Werte aus der Gleichung vorhergesagt werden. Bei Mepivacain (Gruppe III) war die Vorhersage fast identisch.

Bei der gemeinsamen Betrachtung der 3 verschiedenen Pharmaka (Gruppe I–III) ist zunächst die Möglichkeit ins Auge zu fassen, daß sie sich unterscheiden. Falls Unterschiede sich im statistischen Sinn als nicht signifikant erweisen, ist es auch möglich, ein einfaches System mit nur 2 Termen für die Vorhersage anzugeben (Absolutglied und Steigung). Die 3 Kurven Alter–Wirkung können sich in jedem der beiden Koeffizienten, nämlich b_0 wie auch b_1, unterscheiden, in der Sprache der Regressionsgeraden also im Schnittpunkt (mit der y-Achse) und in der Steigung.

Zunächst sollte getestet werden, ob sich die 3 Wirkungsgeraden der 3 verschiedenen Behandlungen in der Steigung, also b_1, unterscheiden. Dies kann konventionell mittels eines normalen Regressionsverfahrens geschehen. Man erstellt hierbei das Modell:

$$y = b_0 + b_1 x_1 + b_2 x_2 + b_3 x_3 + b_4 x_1 \times x_3 + b_5 x_2 \times x_3 .$$

Die Bedeutung der unabhängigen Variablen ist dabei:

x_1: Unterschied zwischen Gruppe 1 und Gruppe 3
x_2: Unterschied zwischen Gruppe 2 und Gruppe 3
x_3: Alter
$x_1 \cdot x_3$: Wechselwirkung von x_1 und x_3
$x_2 \cdot x_3$: Wechselwirkung von x_2 und x_3.

Die sogenannte „Design"-Matrix (x) würde dabei so strukturiert sein (hier ist nur eine Zeile pro Behandlungsgruppe festgehalten, weil die anderen identisch aussehen):

$$\begin{matrix} 1 & 1 & 0 & x_3 & x_3 & 0 \\ 1 & 0 & 1 & x_3 & 0 & x_3 \\ 1 & -1 & -1 & x_3 & -x_3 & -x_3 \end{matrix}$$

Der Test auf Unterschied in der Steigung bei den 3 Pharmaka kann als Nullhypothese formalisiert werden.

$$H_0 : b_4 = b_5 = 0.$$

Diese Hypothese kann getestet werden (simultan für beide b), indem man eine Varianzanalyse für das berechnete Modell durchführt und das F-Verhältnis für b_4 und b_5 (simultan) auf Signifikanz untersucht.

Bei Vorliegen eines Computerprogramms mit der Möglichkeit zum Testen simultaner Linearkontraste kann man auch anschaulicher vorgehen mit dem folgenden Modell:

$$y = b_1 + b_2 x_1 + b_3 + b_4 x_2 + b_5 + b_6 x_3.$$

Hierbei sind die 3 Regressionsgeraden quasi hintereinander aufgereiht. Die „Design"-Matrix hat dabei diese Form (sog. Block-Diagonal-Form):

$$\begin{matrix} 1 & x_1 & 0 & 0 & 0 & 0 \\ 0 & 0 & 1 & x_2 & 0 & 0 \\ 0 & 0 & 0 & 0 & 1 & x_3. \end{matrix}$$

Entsprechend dieser Anlage befinden sich hier die Steigungskoeffizienten der 3 Pharmaka an 2., 4. und 6. Stelle. Man muß jetzt nur die Nullhypothese testen

$$H_0 : b_2 = b_4 = b_6.$$

Dies geschieht durch simultanes Testen der beiden Linearkontraste

$$\begin{matrix} 0 & 1 & 0 & 0 & 0 & -1 \\ 0 & 0 & 0 & 1 & 0 & -1. \end{matrix}$$

Die beiden Nullhypothesen, obwohl unterschiedlich ausformuliert, müssen zu einem identischen Ergebnis führen, da beide Vorgehensweisen mathematisch äquivalent sind.

6.1 Ergebnisse der Analyse

Für eine gemeinsame Analyse aller drei Datensätze wurde das Alter gleichartig in Monaten skaliert. Die Berechnung mittels Standardregressionsverfahren[1] ergab die in Tabelle 5 abgebildete Varianzanalysentabelle. Die 3 interessierenden Tests findet man in der Zeile „Difference", wobei bedeutet:

Set (2,1): Unterschiede zwischen den Gruppen bezüglich Schnittpunkt mit der y-Achse.
Set (3,1): Test der Steigung der Geraden auf Abweichung von der Nullsteigung.
Set (4,1): Test der Wechselwirkungshypothese, also Test auf Parallelität der 3 Steigungskoeffizienten.

Nach dem Wert der F-Verhältnisse darf nur die Steigung als signifikant unterschiedlich von Null gelten ($P < 0{,}01$). Insbesondere sind die 3 Steigungsgeraden aufgrund des F-Tests als parallel anzusehen ($F = 1{,}5323$; $P > 0{,}05$).

Mit Hilfe eines Programms kann auch die Anpassung des Modells getestet werden. Abb. 6 zeigt die Residuen (gemessene minus aus dem Modell vorhergesagten Werte) im Wahrscheinlichkeitsnetz. Bei gradlinigem Verlauf der Werte ist auf Normalverteilung der Residuen zu schließen, was gute Anpassung des Modells bedeutet. Man erkennt auf der Abbildung, daß die Anpassung i. allg. sehr gut ist. Lediglich bei 8 Werten (im oberen Teil) ist die Anpassung nicht so gut gelungen. Jedoch dürften hierdurch die Aussagen des Modells in keiner Weise verfälscht sein.

---

[1] Für das Überlassen des Programms danken wir dem „Statistical Laboratory der Iowa State University (Programmversion Dezember 1968)

Tabelle 5. Varianzanalysen

Ursache der Variation		FG	SAQ	MAQ	F
Unterschied zwischen den Gruppen bezüglich Schnittpunkt mit der y-Achse	2,1	2	0,0175	0,0087	0,952
Test der Steigung der Geraden auf Abweichung von der Nullsteigung	3,1	1	9,0582	9,0582	984,374[a]
Test auf Parallelität der drei Steigungskoeffizienten	4,1	2	0,0287	0,0141	1,532
Rest		146	1,3435	0,0092	
Gesamt		151	11,3959		

[a] $p \ll 0{,}01$

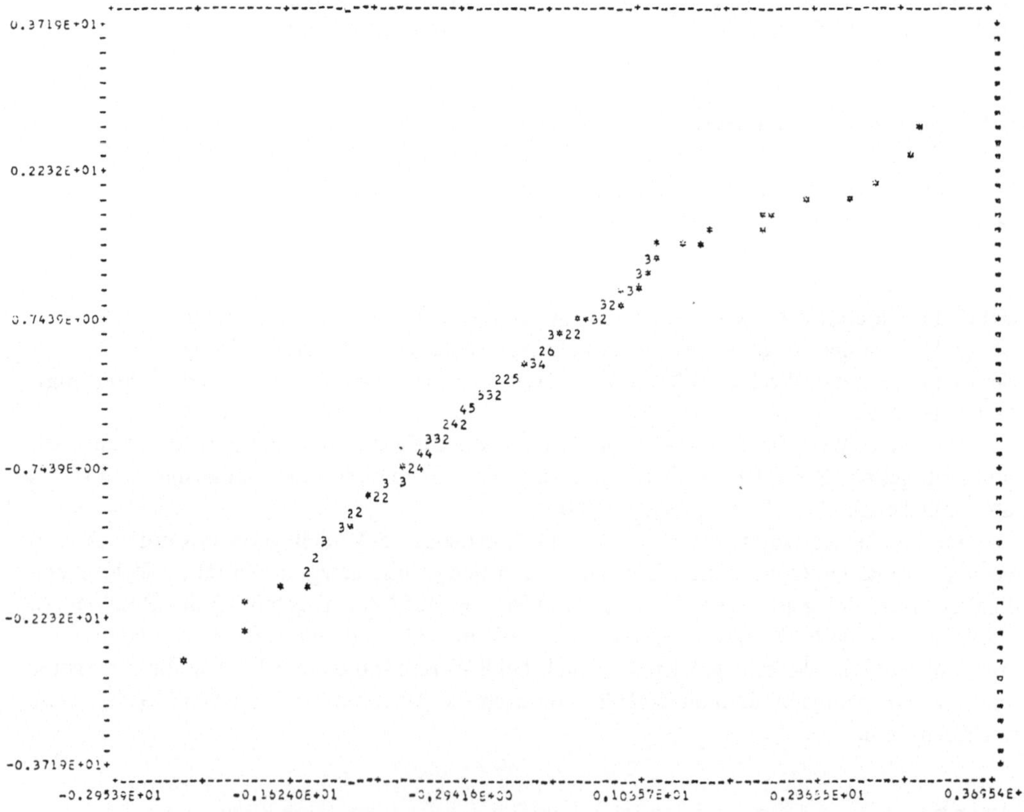

Abb. 6. Datenanalyse: Darstellung der Residuen (gemessene minus aus dem Modell vorhergesagte Werte) im Wahrscheinlichkeitsnetz

Tabelle 6. Varianzanalysen

Ursachen der Variation		FG	SAQ	MAQ	F
Unterschiede zwischen den Gruppen bezüglich Schnittpunkt mit der y-Achse	2,1	2	0,0021	0,0011	0,114
Test der Steigung der Geraden auf Abweichung von der Nullsteigung	3,1	1	9,7510	9,7510	1052,091[a]
Rest		148	1,3717	0,0093	
Gesamt		151	11,3959		

[a] $p \ll 0{,}01$

Der Test auf Parallelität wurde auch mit dem weiter oben skizzierten Linearmodellprogramm durchgeführt.[1] Es ergab sich – eine gute Überprüfung der Modellansätze und der Rechengenauigkeit der Computerprogramme – ein völlig identischer F-Wert (F = 1,5323; $P = 0{,}2178$).

Da bei diesem Modell die Koeffizienten der Gruppe explizit errechnet werden, seien sie noch einmal in Übersicht dargeboten:

Gruppe I: $y = 0{,}05869 + 0{,}00708\ x$
Gruppe II: $y = 0{,}10226 + 0{,}00699\ x$
Gruppe III: $y = 0{,}08356 + 0{,}00758\ x$.

Die Vorhersagevariable x ist hierbei das Alter in Monaten.

Nachdem die Hypothese der Parallelität nicht verworfen werden konnte, wurde ein neues Regressionsmodell erstellt, bei welchem die beiden Wechselwirkungsglieder von Anfang an weggelassen wurden, also eine gemeinsame Steigung angenommen wurde.

Tabelle 6 zeigt die Varianzanlysentabelle für dieses Modell. Der Unterschied der 3 Behandlungsgruppen bezüglich des Schnittpunkts mit der y-Achse ist danach auch nicht signifikant (F = 0,1137).

Da ein Unterschied zwischen den 3 Gruppen weder bezüglich der Steigung der Geraden noch bezüglich der Schnittpunkte nachgewiesen werden konnte, sollten die Daten aus allen 3 Behandlungen (152 Versuchspersonen) zu einem Modell mit lediglich einer einzigen Geraden zusammengefaßt werden. Das Ergebnis ist in Tabelle 7 abgebildet: Varianzanalyse sowie Modellgleichung mit den entsprechenden statistischen Testgrößen. Der F-Wert der Varianzanalysen testet die Steigungsgerade auf Abweichung von Null. Die Nullhypothese kann verworfen werden ($P \ll 0{,}01$). Man beachte die Äquivalenz von F-Test und t-Test des Steigungskoeffizienten: Das Quadrat des t-Werts ist gleich dem F-Wert. Das Bestimmtheitsmaß R^2, in Prozent ausgedrückt, ist 87,95, fast identisch mit den früheren Werten der Einzeluntersuchungen. Die Vorhersagemöglichkeit der Gleichung ist damit außerordentlich hoch, sie liegt wesentlich über dem, was sonst im biomedizinischen Bereich zu erwarten ist.

Die Vorhersagegleichung lautet:

$$y = 0{,}0764 + 0{,}007624\ x.$$

[1] Für die Überlassung des Programms danken wir Herrn Prof. James E. Grizzle, University of North Carolina at Chapel Hill, Department of Biostatistics

Tabelle 7. Varianzanalysen und Modell-Parameter der Regressionsanalyse

Ursache d. Variation	FG	SAQ	MAQ	F
Regression	1	10,0221	10,0221	1094,268[a]
Rest	150	1,3738	0,0092	
Gesamt	151	11,3960		
Determinationskoeffizient: 0,879				
Information zur Regressionsgleichung				
Variable-Nr.	Variablenname	Koeffizient	*t*-Wert	Standardfehler
4	Alter	0,0076	22,080	0,00023
Schnittpunkt		0,0764	6,028	0,01267

[a] $p \ll 0{,}01$

6.2 Betrachtung der Varianz

Die Analyse der Daten mittels des Standardregressionsverfahrens setzt voraus, daß die Streuung der Daten zu den verschiedenen Altersklassen relativ gleich ist. Die Zeichnungen der Residuen des Regressionsmodells hatten eine gewisse Varianzinstabilität angedeutet, jedoch war diese als zu gering zu beurteilen, als daß hierdurch der Modellansatz invalidiert worden wäre.

Die Frage der Varianzstabilität soll noch einmal detaillierter anhand der Rohwerte untersucht werden, zumal ähnliche Untersuchungen von Bromage (1969) vorliegen.

Für die Analyse wurden die Werte aller 3 Datensätze von Gruppe I, II und III zur Berechnung von Mittelwert und Varianz herangezogen. Tabelle 8 gibt die Mittelwerte, Standardabweichungen, Varianzen und die jeweilige Zahl n der Berechnung an.

Tabelle 8. Statistiken für die 8 Altersgruppen. Analyse der Werte aller 3 Datensätze zur Frage der Varianzstabilität unter Angabe von Mittelwert ($\bar{x}$), Standardabweichungen (s), Varianzen und jeweiliger Zahl n der Berechnung[a]

Jahre	1	2	3	4	5	6	7	8
n	21	25	24	13	13	6	8	8
$\bar{x}$	0,1543	0,2308	0,2808	0,3685	0,4577	0,5883	0,6500	0,8150
s	0,0521	0,0706	0,0812	0,0870	0,0835	0,0286	0,0756	0,1295
Varianz	0,0027	0,0050	0,0066	0,0075	0,0070	0,0008	0,0057	0,0168

[a] 9 Personen der Gesamtstichprobe waren über 8 Jahre alt; sie wurden jedoch nicht mit in die Berechnung einbezogen, weil sie sehr unterschiedliche Altersstufen aufwiesen: die Häufigkeit pro Jahr sind zu gering

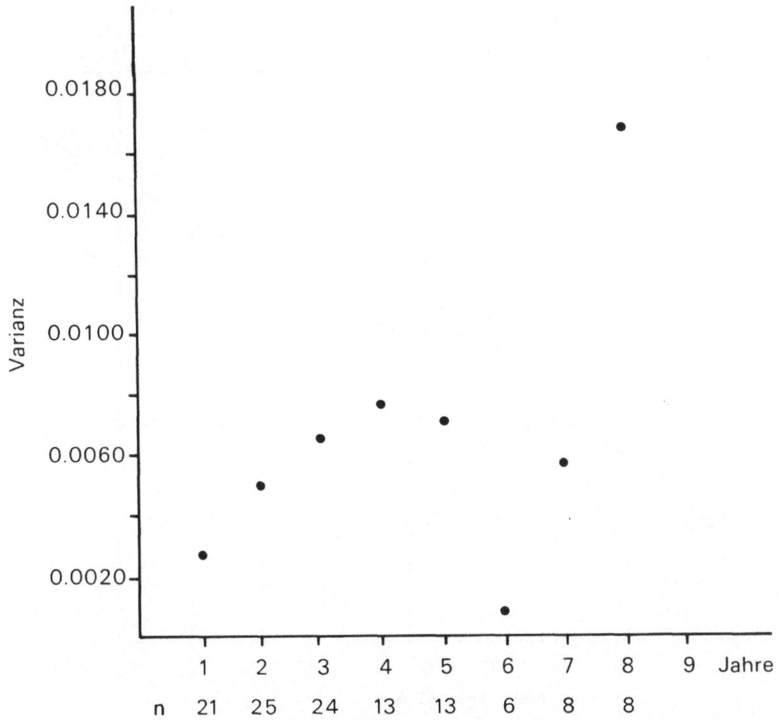

Abb. 7. Datenanalyse: Varianz in Abhängigkeit vom Alter

Abb. 7 zeigt die Varianz in Abhängigkeit vom Alter. Bereits ab dem 6. Lebensjahr sind die Häufigkeiten so klein, daß die Schätzung der Varianz sehr unzuverlässig sein dürfte. Wenn man lediglich die Werte vom 1. bis zum 5. Lebensjahr betrachtet, läßt sich ein gewisser Aufwärtstrend erkennen. Größte und kleinste Varianz stehen etwa im Verhältnis 1 : 4, der Unterschied ist jedoch statistisch gerade knapp auf dem 5%-Niveau gesichert. Die Varianzinstabilität in diesem Bereich darf jedoch als geringfügig angesehen werden, so daß die Aussagen des Linearmodells weiterhin ihre Gültigkeit behalten.

Man sollte beachten, daß Bromage (1969) die Streuungswerte noch durch den jeweiligen Mittelwert dividiert hat, wodurch in diesem Bereich der Eindruck einer absteigenden Streuung entsteht. Die Abschätzung des Fehlers einer zukünftigen Beobachtung wurde von uns aus den bekannten Formeln des Regressionsverfahrens vorgenommen.

6.3 Graphische Darstellung der Regressionsgeraden und der Vertrauensgrenzen

Abb. 8, 9 und 10 zeigen die Regressionsgeraden der einzelnen Gruppen mit den gemessenen Einzelwerten. In Abb. 11 sind die Regressionsgeraden für die 3 untersuchten Gruppen in einer Darstellung vereinigt. Die Unterschiede sind – wie mittels Varianzanalyse gezeigt werden konnte – nicht signifikant, so daß sich sämtliche Daten zur Berechnung *einer* Regressionsgeraden zusammenfassen lassen. Diese Regressionsgerade ist in Abb. 12 eingezeich-

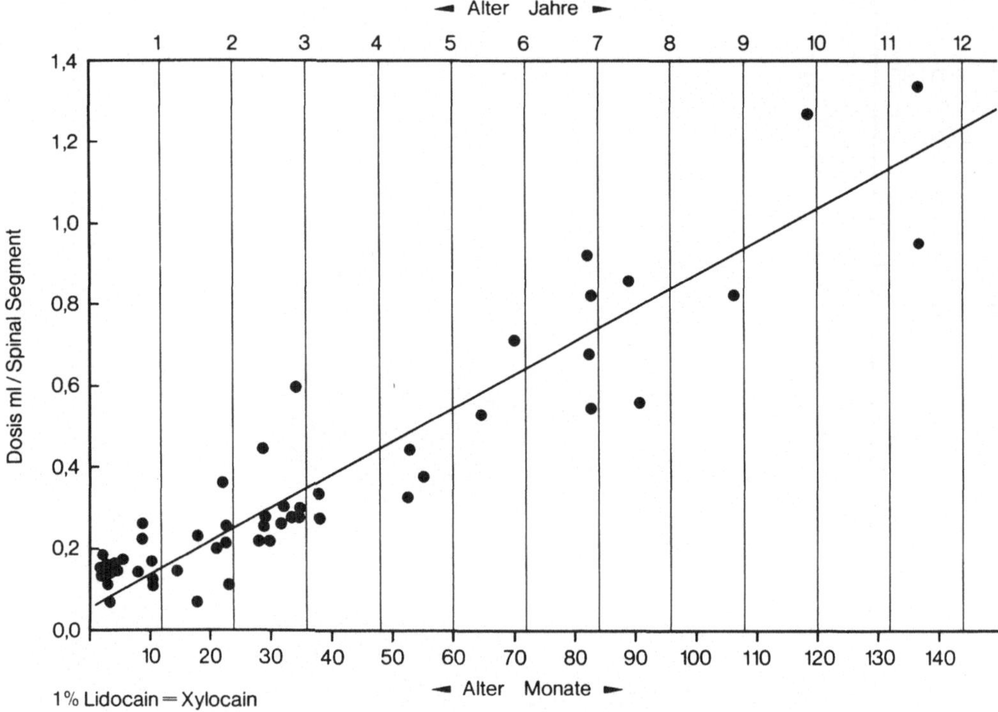

Abb. 8. Gruppe I: Darstellung der für 1%iges Lidocain benötigten Größe der segmentalen Dosis, bezogen auf das Alter

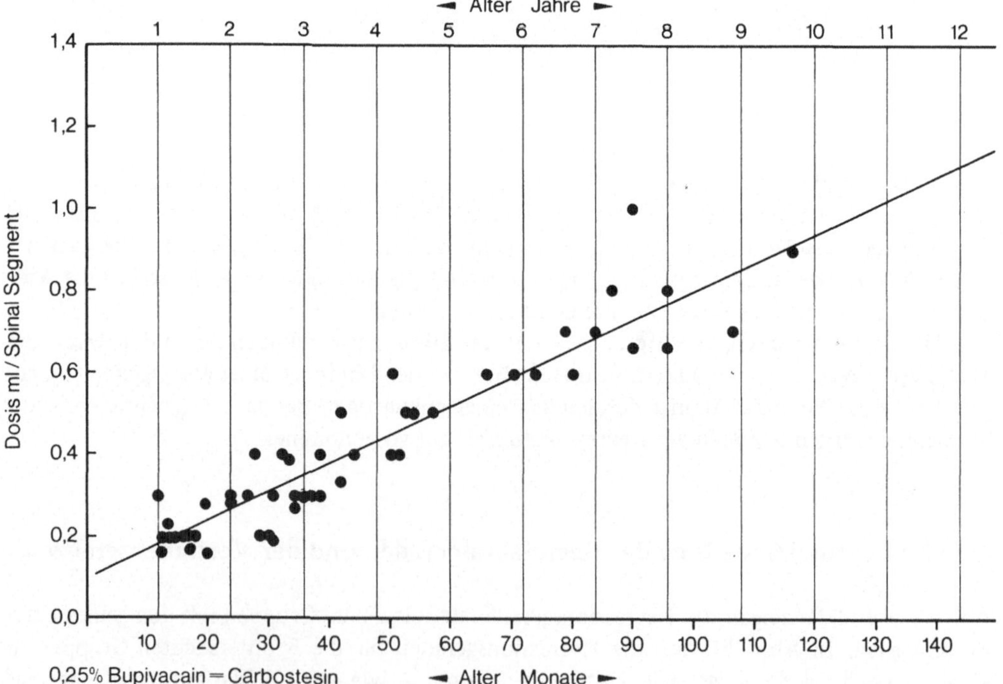

Abb. 9. Gruppe II: Darstellung der für 0,25%iges Bupivacain benötigte Größe der segmentalen Dosis, bezogen auf das Alter

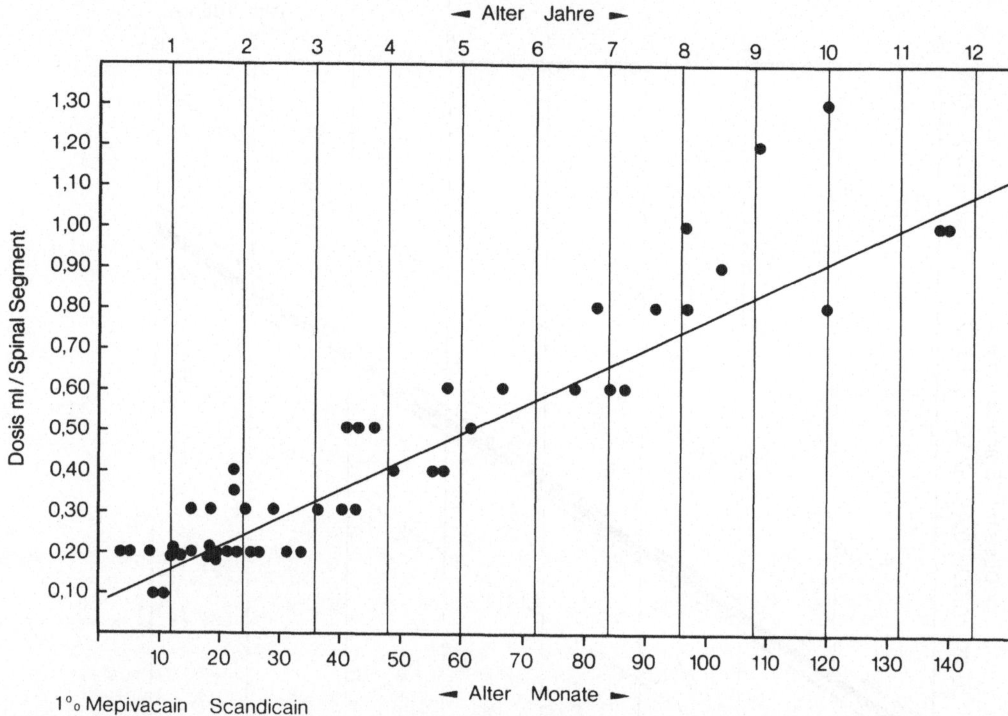

Abb. 10. Gruppe III: Darstellung der für 1%iges Mepivacain benötigten Größe der segmentalen Dosis, bezogen auf das Alter

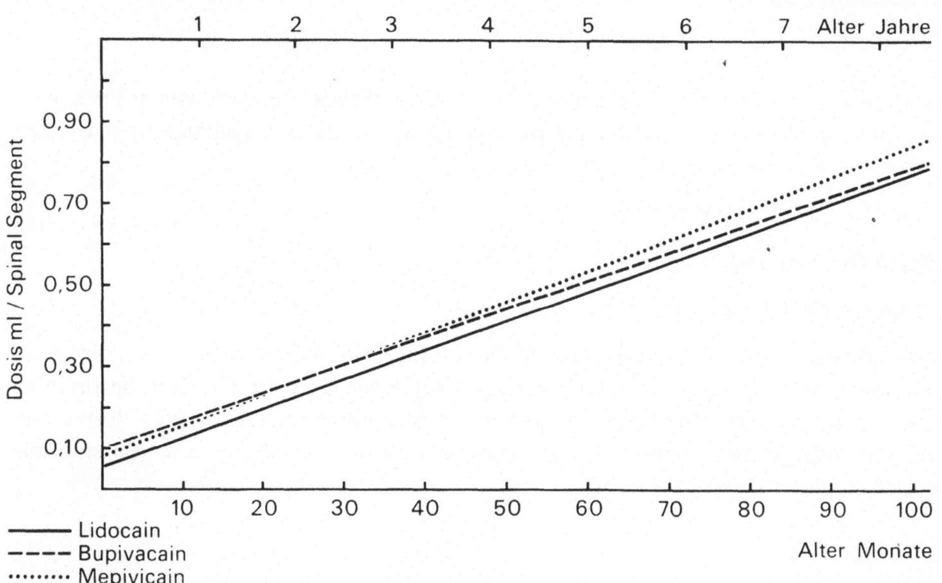

Abb. 11. Die Regressionsgeraden für die Gruppen I–III in einer Darstellung

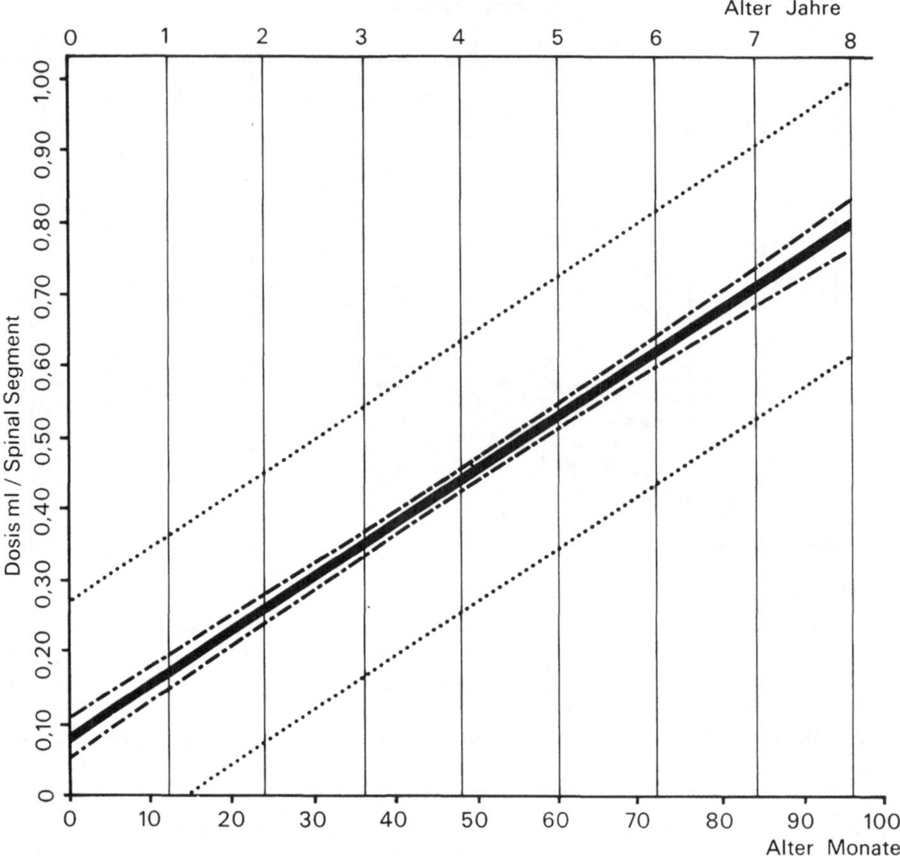

Abb. 12. Zusammenfassung sämtlicher Daten der Gruppen I–III zu einer Regressionsgeraden mit den 95%-Vertrauensgrenzen. Die inneren Grenzen gelten für den erwarteten Wert von y; die äußeren für eine einzelne zukünftige Beobachtung

net, zusammen mit den 95%-Vertrauensgrenzen für den Erwartungswert von y für ein gegebenes Alter sowie für eine zukünftige Beobachtung. Die inneren (schmaleren) Grenzen ergeben sich nach der bekannten Formel

$$y \pm t\alpha/2 \times s \times \sqrt{a'} \times (x'x)^{-1} \times a,$$

die äußeren Grenzen nach

$$y \pm t\alpha/2 \times s \times \sqrt{1} + a' \times (x'x)^{-1} \times a.$$

Man erkennt, daß die 2. Formel zusätzlich die 1 unter der Wurzel enthält, weshalb diese Grenzen weiter sein müssen. Für eine konkrete Vorhersage über die für einen bestimmten Patienten benötigte Dosis (ml/Segment) gelten die weiteren Grenzen als 95%-Vertrauensgrenzen. Mit 95%iger Sicherheit (α = 0,05) wird sich für den jeweiligen Patienten ein Meßwert innerhalb dieser Grenzen ergeben.

7 Diskussion

Es stellt sich nun die Frage, welche Faktoren dafür verantwortlich sind, daß man zu einer derart exakten Vorhersage für die Dosierung von Lokalanästhetika bei kaudaler Epiduralanästhesie im Kindesalter kommt, zumal für den Erwachsenen eine solche Gesetzmäßigkeit nicht nachzuweisen war (Bryce-Smith 1954; Coursins u. Bromage 1971).

Die Ausbreitung der Anästhesielösung im Epiduralraum unterliegt bestimmten Gegebenheiten und Voraussetzungen, die sie maßgeblich beeinflussen. Hierzu gehören mechanische Faktoren, wachstumsbedingte räumliche- und Strukturveränderungen sowie Alterungsprozesse, auf die nun näher eingegangen werden soll.

Zunächst sollen die mechanischen Gegebenheiten betrachtet werden. Man kann sich den Epiduralkanal grobschematisch als zylindrisches Gefäß vorstellen, das sich nach unten verjüngt. Die Ausbreitung der in den Epiduralraum eingebrachten Lösungen hängt zunächst vom Fassungsvermögen des Zylinders ab, bedingt durch seine Länge und Breite. Neben dem tatsächlich injizierten Volumen wird die im Epiduralraum verbleibende Menge der Lösung einmal beeinflußt durch den Abfluß durch die Foramina intervertebralia, zum anderen erfolgt eine Resorption durch die venösen Epiduralplexus (Bromage 1954), die Lymphgefäße (Lund 1965) und an manchen Stellen auch durch die Dura. Weiterhin spielt die Injektionsgeschwindigkeit bzw. der hierdurch erzeugte Druckanstieg im Epiduralraum eine Rolle. Eine zusätzliche Beeinflussung erfolgt durch die Lagerung des Patienten.

Wachstumsprozesse und physiologische Abbauvorgänge. Von den im Epiduralraum gelegenen Geweben und Strukturen haben v.a. die Blutgefäße und das Fettgewebe, je nach Ausmaß des von ihnen eingenommen Raumanteils, einen zusätzlichen variablen Einfluß auf die Ausbreitung von Anästhesielösungen. Die mechanischen Gegebenheiten des Epiduralraums sind also nicht als starres, einmal gegebenes System bestimmt, sondern werden durch verschiedene Faktoren beeinflußt, wozu auch Wachstumsprozesse und physiologische Abbauvorgänge gehören. Eingangs war bereits gesagt worden, daß im Zusammenhang mit diesen physiologischen Vorgängen die Dosis eines Lokalanästhetikums bei der Epiduralanästhesie abhängig vom Alter variiert.

Naturgemäß ist beim Kind der mit Lösung zu füllende Epiduralraum klein, was eine weite Ausbreitung des Anästhesiemittels nach kranial zur Folge hat. Andererseits sind hier die als Lecks im Zylinder funktionierenden Foramina intervertebralia weit offen und wirken somit der Ausbreitung der Lösung entgegen. Beim Wachstum des Kindes vergrößert sich das Fassungsvermögen des Epiduralraums zunehmend; es kommt zu einer entsprechenden linearen Steigerung des benötigten Anästhesiemittels (s. Abb. 1 und 12). Nach dem 18. Lebensjahr nimmt dann die benötigte Dosis, ebenfalls linear, ab, was durch zunehmende Verlegung der Foramina intervertebralia mit Bindegewebe bedingt ist. Weitere Faktoren, wie z.B. die mit physiologischem Abbau abnehmende Zahl der noch vorhandenen Neuronen (Corbin u. Gardner 1937), spielen ebenfalls eine Rolle.

Aufgrund der Kenntnis der mit dem Wachstum des Menschen in Zusammenhang stehenden Veränderungen des Epiduralraums haben wir, und vor uns Bromage (1962) beim Erwachsenen, versucht, eine Relation zwischen Größe und Dosisbedarf zu finden. Es zeigte sich, daß die Körpergröße beim Kind die benötigte Dosis erheblich beeinflußte, die Korrelation war hoch. Im Erwachsenenalter brachte die Einführung der Größe-Variablen nur bei „großen" Patienten eine zusätzliche Vorhersagemöglichkeit. Die durch das Längenwachstum bestimmte Körpergröße spielte demnach zwar eine Rolle, war aber, wie die Untersuchungen zeigten, nicht das beste Kriterium.

Raumfordernde Prozesse. Raumfordernde Prozesse im Abdomen schaffen besondere Bedingungen. Pralle Füllung der Epiduralvenen, wie sie am Ende der Schwangerschaft auftritt, führt zu einer größeren Raumbeanspruchung im Epiduralraum durch die Gefäße. In den Epiduralraum eingebrachte Lösungen breiten sich wegen des geringen für sie zur Verfügung stehenden Platzes über größere Strecken aus. In der Tat ist es notwendig, bei einer Patientin am Ende der Schwangerschaft die Dosis um 1/3 zu reduzieren, um die gleiche anästhetische Dermatomenzahl zu erreichen wie bei derselben Patientin im nichtschwangeren Zustand. Ähnliches mag auch für große Abdominaltumoren (Usubiaga et al. 1967), etwa beim Kind, gelten, wo ebenfalls die Epiduralvenen mehr venösen Rückfluß von der unteren Körperhälfte übernehmen müssen (Batson 1940).

Fettgewebe im Epiduralraum. Eine besondere Bedeutung bei der Beantwortung der gestellten Frage, warum sich im Kindesalter die Ausbreitung der Anästhesielösungen im sakralen Epiduralraum so gesetzmäßig verhält, kommt nach unserer Meinung dem Fettgewebe im Epiduralraum zu. Es ist gerade im Sakralbereich besonders stark ausgeprägt (Macintosh u. Mushin 1947). Bei der Besprechung der Anatomie des epiduralen Fettgewebes war bereits das „lockere und schwammige Gefüge beim Neugeborenen und beim Kind" erwähnt und den „dicht liegenden, aneinandergepreßten Fettzellen beim Erwachsenen" (Tretjakoff 1926) gegenübergestellt worden. Aufgrund dieser besonderen Strukturen vergleicht Stochdorph (1972; 1972, persönliche Mitteilung) den kindlichen Epiduralraum mit einem „grobmaschigen Schwamm" im Gegensatz zu dem „feinmaschigen Schwamm" des Epiduralraums beim Erwachsenen. Hieraus ließe sich nicht nur die gesetzmäßige Ausbreitung, sondern auch die geringere Anzahl von Anästhesieversagern beim Kind, im Gegensatz zu Erwachsenen, erklären. Vermutlich wird mit dieser besseren Durchlässigkeit des kindlichen Fettgewebes die beim Erwachsenen zu Anästhesieversagern führende Unterkammerung des Sakralkanals durch fibröse Stränge (Morris 1960) überspielt.

Bei der Betrachtung der von uns ausgewerteten Fälle fiel auf, daß in der höheren Altersgruppe, etwa ab dem 7. Lebensjahr, eine größere Streuung von der Regressionsgeraden Alter/ml/Segment auftritt (s. Abb. 8, 9 und 10). Die Abweichung ist zwar nicht so groß, daß sie die Konfidenzgrenzen in Frage stellt, sie gibt aber doch zu folgender Vermutung Anlaß:

Das kindliche epidurale Fettgewebe könnte bereits ab diesem Lebensalter eine kompaktere Form annehmen und sich mehr dem des Erwachsenen angleichen, wo schließlich keine genauere Dosierungsvorhersage mehr möglich ist.

Lagerung. Der Einfluß der Lagerung bei der epiduralen Injektion ist bekannt. Nach Bromage (1962) ist zur Erreichung der gleichen Anästhesiehöhe beim sitzenden Patienten gegenüber dem Liegenden eine Erhöhung der Dosis um 0,25 ml pro Segment notwendig. Ähnliches kann auch für kaudale Epiduralinjektionen angenommen werden. Abgesehen von der technischen Schwierigkeit erscheint eine kaudale Epiduralanästhesie im Sitzen wenig sinnvoll. Dagegen läßt sich, wie auch von Lundy (1935) und Fortuna (1967) geübt, die Ausbreitung der Anästhesielösung durch Kopftieflage begünstigen. Der Einfluß der Lagerung auf die Ausbreitung der Lösungen wurde von uns nicht untersucht.

Wirkungsort von Lokalanästhetika. Eine Reihe von Autoren haben bei ihren Untersuchungen über die Ausbreitung von epidural verabreichten Anästhesielösungen Angaben über den Wirkungsort von Lokalanästhetika gemacht. Rudin et al. (1951) und Frumin et al. (1953a, b) wiesen am Hund und am Menschen eine für eine sensorische Nervenblockade ausreichende subarachnoidale Konzentration nach epiduraler Injektion von Procain nach. Die Passage in den Liquorraum wurde damit erklärt, daß die Dura teilweise als permeable Membran wirke.

Foldes et al. (1956) kontrollierten am Menschen bei lumbaler Epiduralinjektion von 3% 2-Chlorprocain durch einen in den Liquor eingelegten Katheter fortlaufend die Liquorkonzentration des Mittels vom Einsetzen der Anästhesie bis zu deren Verschwinden. Es zeigte sich, daß am Ende der Blockade die Liquorkonzentration 3mal so hoch war wie bei deren Beginn. Die Autoren schlossen aus der relativ niedrigen Konzentration im Liquor zu einem Zeitpunkt, an dem die anästhetische Wirkung bereits voll bestand, daß der Wirkungsort der Epiduralanästhesie vorwiegend außerhalb der Hirnhäute und dem Wirbelkanal, nämlich am gemischten Nerven im paravertebralen Raum liege. Diese Annahme teilen auch Dogliotti (1933) und Usubiaga (1964). Bromage (1954) hatte dagegen bei Untersuchungen mit Röntgenkontrastlösungen nachweisen können, daß beim geriatrischen Patienten die Lösung den Paravertebralraum nicht erreichte.

Wirkung und Lebensalter. Beim alten Menschen wird wegen des zunehmenden fibrösen Verschlusses der Foramina intervertebralia durch Bindegewebe eine Überflutung des Paravertebralraums mit Anästhesielösung behindert. Sowohl diese Tatsache als auch die im Alter größere Zahl der villösen Strukturen (Hassin 1930) beeinflussen hier die Ausbreitung der Anästhesie.

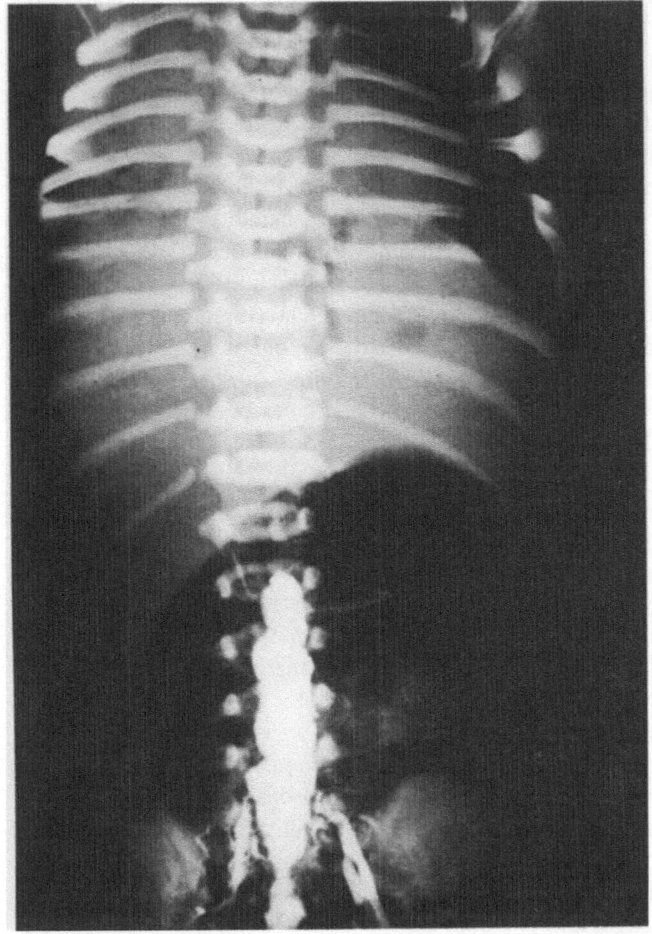

Abb. 13. Lendenwirbelsäule eines toten Neugeborenen nach Injektion von 3 ml Conray 60 in den kaudalen Epiduralkanal. Das Kontrastmittel ist bis LWK_2 nachweisbar. Man beachte den reichlichen Austritt von Lösung durch die Foramina intervertebralia und entlang dem Spinalnerven

Dagegen ist beim Kind und beim jüngeren Patienten doch auch mit einer Einwirkung des Lokalanästhetikums am gemischten Nerven im Paravertebralraum zu rechnen. Wie auch Shanta u. Evans (1972) bei lumbalem Zugang, konnten wir am Kind bei kaudaler Injektion nachweisen, daß aus dem Epiduralraum reichlich Lösung durch die Foramina intervertebralia entlang den Spinalnerven austritt (s. Abb. 13).

Morris (1960) hatte den freien Austritt der Anästhesielösung aus dem Sakralkanal durch die Foramina sacralia beim Erwachsenen ebenfalls beschrieben, und darin einen der Gründe gesehen, weshalb die sakrale Blockade in dieser Altersgruppe zwar wirksam, in ihrer Ausbreitung nach kranial aber so schwer vorhersagbar sei. Beim Kind sind die Verhältnisse sicher insofern verschieden, als das anders geartete, lockere epidurale Fettgewebe dem Druck der Injektion weniger Widerstand entgegensetzt. Somit kann eine weitere Ausbreitung nach kranialer Richtung erfolgen, und hierdurch wird die Wirkung besser überschaubar.

Der schnellere Wirkungseintritt der Anästhesie beim Kind spricht außerdem für einen größeren Anteil der paravertebralen Ausbreitung als beim Erwachsenen. Wir fanden, daß 5–10 min nach der Injektion die Kinder nicht mehr auf die Stimulation durch den chirurgischen Eingriff reagieren. Beim Erwachsenen muß man damit rechnen, daß im Durchschnitt erst nach 15–20 min, teilweise erst nach 30 min, eine ausreichende anästhetische Wirkung eintritt (Cousins u. Bromage 1971). Die gleichzeitig von uns verabreichte Halothankonzentration mit nur 0,5 Vol.-% ist so gering, daß diese oberflächliche Narkose die Aussage nicht entwertet. Inzwischen konnten wir sie an Kindern überprüfen, die zu diesem Zeitpunkt zusätzlich kein Halothan mehr erhielten.

Ausbreitung der Anästhesielösung. Auch mit einer zentripetalen Wirkung von in den paravertebralen Raum gelangte Anästhesielösung ist zu rechnen (Dogliotti 1931, 1933; Moore et al. 1954; Tarlov et al. 1951; Baer et al. 1965).

Evans et al. (1967) konnten bei Sympathikusblockaden eine Epiduralanästhesie beobachten, auch wir sahen einen solchen Fall. Dies deutet auf extraneurale Verbindungen zwischen dem paravertebralen und dem epiduralen Raum hin, vermutlich über die Neuralhüllen oder deren Umgebung. Sicherlich spielt in manchen Fällen auch falsches technisches Vorgehen oder eine anomal in den Paravertebralraum hineinragende Duratasche eine Rolle, wenn es aus dem Paravertebralbereich zu einer Epiduralanästhesie kommt.

Auf den subpialen und subperineuralen Ausbreitungsmodus wurde schon 1954 von Moore et al. in Beobachtungen aus Tierversuchen hingewiesen. Bei Injektion von Efocain und Methylenblau in periphere Nerven konnten sie eine außerordentlich schnelle Ausbreitung von hier in die subpialen Räume des Rückenmarks nachweisen. Ähnliche Untersuchungen mit Injektionen von radioaktivem Phosphor in periphere Nerven liegen von Brierly u. Field (1949) vor, wobei das Mittel sogar im Hirnstamm und in den basalen Ganglien nachgewiesen werden konnte. Diese Befunde seien mit Bezug auf die zentripetale Wirkung – hier vom paravertebralen Bereich – erwähnt. Auf das Vorhandensein von villösen Arachnoideastrukturen am paravertebralen Nerven wurde bei der Besprechung der Anatomie hingewiesen, auf ihre Bedeutung wird in etwas anderem Zusammenhang noch zurückzukommen sein.

Wirkungsort der Anästhesielösung. Die Möglichkeit der radioaktiven Markierung der verwendeten Substanzen stellte einen beachtlichen Schritt zur Klärung des Wirkungsorts epidural eingebrachter Anästhesielösungen dar. Bromage et al. (1963) führte Untersuchungen mit markiertem Lidocain zum Nachweis in der spinalen Dura am Hund durch, die seine Vermutung bestätigten, daß die Passage in den Liquor die Nervenblockade nur begleitet oder ihr erst folgt, nachdem bereits eine subdurale und subpiale Ausbreitung stattgefunden hat. Danach müßten die Lokalanästhetika durch Diffusion um die Kapillaren und Lymphgefäße der Vasa vasorum (Brierley u. Field 1948, 1949; Field 1951) an den „Tuschemanschetten" der Wurzeldura (s. Abb. 3) in die subperineuralen Räume gelangen.

Diese Untersuchungen haben aufgezeigt, auf welcher „Schiene" das Lokalanästhetikum zu den Spinalwurzeln und den subpialen Räumen des Rückenmarks gelangt und damit zur Nervenblockade führt. Erst hernach erfolgt dann die Diffusion in den Liquor.

Die besondere Durchlässigkeit der Wurzeldura, wo vordere und hintere Wurzeln verschmelzen, für relativ große Teilchen von 0,5 μm (Brierley 1950) läßt die Diffusion zwischen Subarachnoidal-, Subdural- und Epiduralraum zu. So war auch bei der oben angeführten Untersuchung von Bromage et al. (1963) nach epidural injiziertem radioaktivem Lidocain die größte Ansammlung der Substanz in den Nervenwurzeln und der sie bedeckenden Pia arachnoidea zu finden.

Shanta u. Evans (1972) wiesen auf eine andere Möglichkeit der Passage der Lokalanästhetika hin. Danach gelangt das Mittel vom Epidural- in den Subarachnoidalraum und an die Spinalwurzeln über das villöse arachnoidale Gewebe, das die Dura im Bereich der Spinalwurzeln durchsetzt. Diese Ansicht wird unterstützt durch die Auffassung von Meyer et al. (1960), daß die Endothelschicht der villösen Arachnoideastrukturen aus einem Mosaik von Lipiden und Poren besteht. Fettlösliche Substanzen durchdringen sowohl die Lipide als auch die Poren, während wasserlösliche Substanzen nur die Poren passieren. Der Nachweis solcher Poren wurde auch von Shantaveerappa u. Bourne (1964) geführt. Die Poren sind so groß, daß neben Erythrcyten von 6–7 μm Durchmesser auch Liquor passieren kann (Steer u. Hornsey 1968; Simmonds 1953). Bei der Epiduralinjektion steigt der Druck im Epiduralraum sofort über den Liquordruck an (Usubiaga et al. 1967) mit einer Umkehrung des Flüssigkeitsstroms durch die Poren. So gelangt ein Teil des Lokalanästhetikums aus dem Epiduralin den Subarachnoidalraum. Aber auch durch den Konzentrationsgradienten diffundiert ohne Drucksteigerung Lokalanästhetikum in gleicher Richtung, und so kommt es zur Blokkade der vorderen und hinteren Wurzeln.

Nervenblockade. Wie paßt nun diese Auffassung über die Passage des Lokalanästhetikums in den Liquor mit nachfolgender Nervenblockade zusammen einerseits mit dem von Foldes et al. (1956) beobachteten späten, hohen spinalen Liquorspiegel – noch nach Ende der Analgesie – und andererseits mit der oben vertretenen Auffassung von Bromage et al. (1963) über die Diffusion entlang der Vasa vasorum?

Aus allem bisher Besprochenen geht hervor, daß die größte und für die Blockade maßgeblichen Konzentrationen von Lokalanästhetikum an den Spinalwurzeln, im Subarachnoidalraum um die Wurzeln, im proximalen Teil des gemischten Nerven, in den Hinterwurzelganglien und in den meningealen Hüllen der Spinalwurzeln zu finden ist, verglichen damit ist die Konzentration im spinalen Subarachnoidalraum zunächst klein.

Mechanisch erklären ließe sich diese hohe Konzentration des Lokalanästhetikums im Liquor des Wurzelbereichs durch einen zeitweisen Verschluß der Wurzeldura an ihrer engsten Stelle – der Vereinigung mit der spinalen Dura, dem sog. „Durakragen" (s. Abb. 3). Der während der Epiduralinjektion erhöhte Druck im Epiduralraum wird sich v.a. an dieser Engstelle mit Aneinanderdrücken der Wände des Wurzelkanals und damit Verschluß gegenüber dem spinalen Subarachnoidalraum auswirken. So kann es zur Blockade kommen, lange bevor die höchste Konzentration im Liquor des spinalen Subarachnoidalraums nachweisbar ist. Diese kommt erst zustande mit Nachlassen der epiduralen Druckerhöhung und Nachgeben des passiven Verschlusses am Hals der Wurzeldura, was dann den Einstrom von Lokalanästhetikum aus den Wurzeldurataschen in den spinalen Liquorraum ermöglicht (Shanta u. Evans 1972).

Auch schließt der oben zitierte Mechanismus mit dem Durchtritt über das villöse Arachnoideagewebe nach unserer Meinung eine neurale Blockade durch Diffusion am Kapillarnetz der Vasa vasorum der distalen Duramanschette in den Subperineuralraum nicht aus. Nach dem Eintritt in den Subperineuralraum kommt es zur Ausbreitung in die Spinalwurzeln und in das Rückenmark.

Um nachweisen zu können, daß nicht nur eine rein mechanische Ausbreitung von Anästhesielösungen, sondern eine teilweise Diffusion stattfindet, haben wir folgende Untersuchungen durchgeführt:

Einem 18 Monate alten Säugling wurde eine Mischung von 1,5 ml Conray 60 und 1,5 ml 0,5%iges Bupivacain mit Adrenalin in den kaudalen Epiduralraum injiziert (s. Abb. 14a, b). Das Kontrastmittel war in diesem Versuch, ebenso wie in dem in Abb. 13 dargestellten, auch nur bis in den oberen Lendenwirbelbereich (LWK_1) nachweisbar. Die klinische Anästhesie reichte jedoch bis Th_7. Es ist anzunehmen, daß die höher gelegenen Nervenabschnitte durch Diffusion von Anästhesielösung erreicht wurden, das Kontrastmittel sich jedoch nur im Lumbalbereich sichtbar darstellte. Sowohl hier, am lebenden Kind als auch in der vorangegangenen Darstellung von Röntgenkontrastmittel an einem toten Neugeborenen ist ferner die gleichmäßige Ausbreitung der Lösung im Epiduralkanal und auch im Paravertebralbereich entlang dem Verlauf der Nerven zu beachten.

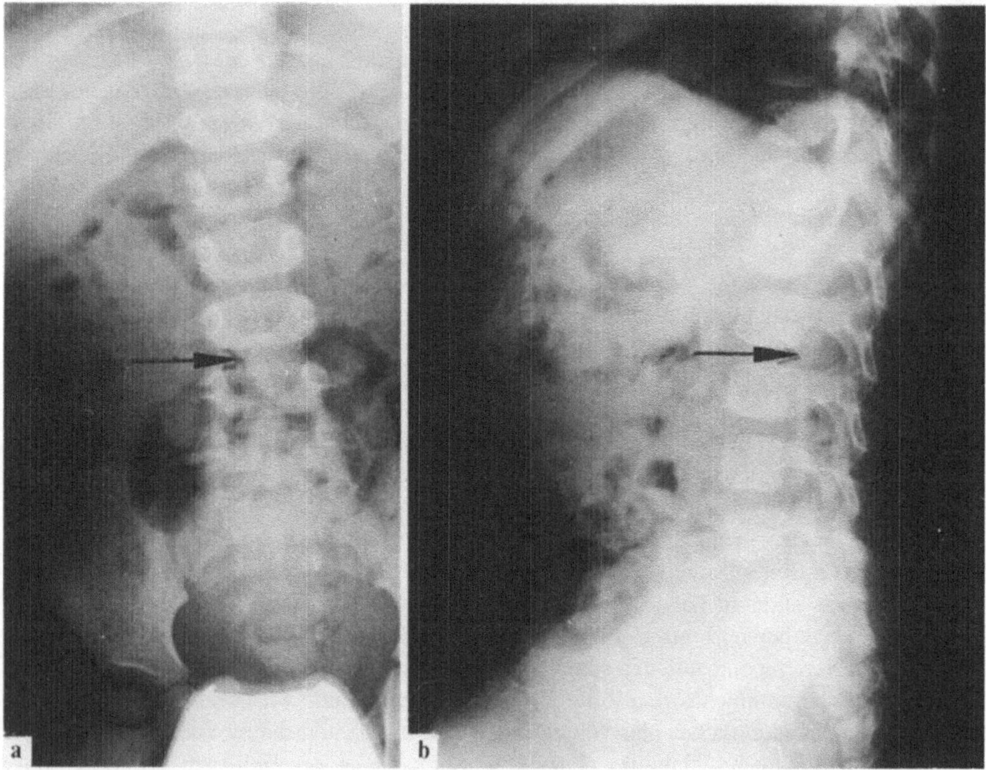

Abb. 14a, b. Lendenwirbelsäule eines 18 Monate alten Kindes nach Injektion einer Mischung von 1,5 ml Conray 60 und 1,5 ml 0,5%igem Bupivacain mit Adrenalin zum Nachweis einer vermuteten Diffusion. Das Kontrastmittel ist, wie in Abb. 13, auch hier nur bis in den oberen Lendenwirbelbereich, nämlich bis LWK_1 nachweisbar, obgleich die klinische Anästhesie bis Th_7 reichte. Man beachte die gleichmäßige räumliche Ausbreitung der Lösung im Epiduralkanal und im Paravertebralbereich entlang dem Verlauf der Nerven in beiden Abbildungen, wie auch schon zuvor in Abb. 13

Zusammenfassung. Eine zusammenfassende Darstellung der verschiedenen Möglichkeiten der Verteilung von epidural injizierten Lokalanästhetika wird in Abb. 15 gegeben.

Nachdem der Wirkungsort soweit geklärt scheint, läßt sich nun auch die verschiedenartige Ausbreitung konzentrierter und verdünnter Lösungen verstehen. Die wirksame Menge des Lokalanästhetikums, das den Liquor im Bereich der Wurzeltasche sowie die subpialen Räume um das Rückenmark erreicht, ist proportional der Menge, die durch die Poren der villösen Arachnoidea und durch das Perineurium diffundiert.

Nach Bromage (1962) ist die Menge der Lösung, die eine Membran durchquert, proportional

1. dem Diffusionskoeffizienten,
2. der Größe der Kontaktfläche,
3. dem Konzentrationsgradienten,
4. der Dauer des Kontakts.

Demnach ist die segmentale Ausbreitung davon abhängig, wieviel wirksame Substanz des Anästhesiemittels im Epiduralraum zur Diffusion bereitgestellt wird. Dies kann einmal erfolgen in Form eines kleinen Volumens eines hochkonzentrierten Mittels, das sich aufgrund seines hohen Konzentrationsgradienten über viele Dermatome ausbreiten wird. Andererseits wird ein großes Volumen einer schwachen Lösung des gleichen Mittels bei weiter Ausdehnung im Epiduralraum wegen seines niedrigen Konzentrationsgradienten nur schwach diffundieren. Daß ein solcher Einfluß der Konzentration auf das benötigte Volumen der epiduralen Anästhesielösung beim Erwachsenen besteht, wird in Abb. 16 (modifiziert nach Bromage) dargestellt. Hieraus interessieren besonders die Verlaufskurven für 1,2%iges und 2%iges Lidocain, die annähernd parallel verlaufen und damit die Abhängigkeit von der Konzentration besonders deutlich demonstrieren. Mit einem gleichartigen Verlaufsverhalten dieser beiden Kurven auch in der fehlenden Altersgruppe zwischen 20 und 0 Jahren kann gerechnet werden.

Um eine gleiche segmentale Ausbreitung der höher konzentrierten Lösung (2% Lidocain) zu erreichen, müßten, abgeleitet aus Abb. 16, 0,2 ml/Segment weniger gegeben werden als in der von uns erarbeiteten Tabelle; wobei wir von der Voraussetzung ausgehen, daß 1,2%iges

Ausbreitung epidural injizierter Lösungen

Lokalanaesthetika

Bei Kindern und Jugendlichen Leck durch die Foramina intervertebralia
Ausbreitung entlang den Vasa vasorum
Diffusion durch die villösen Arachnoidea-Strukturen entlang der Duramanschette (Hydrostatischer Druck und Konzentrationsgradient)
Vaskuläre und lymphatische Absorption (Diese wirkt sich vor allem auf den Abtransport epidural injizierter Substanzen aus.)
Diffusion durch die Dura des Ruckenmarks
Villöse Arachnoidea-Strukturen
Ausbreitung i. d. Wurzelsubduralraum
Ausbreitung i. d. Liquor d. Wurzelsubarachnoidalraums
Ausbreitung i. d. Subduralraum des Ruckenmarks
Zentrifugale perineurale Ausbreitung
Zentripetale perineurale Ausbreitung
Dorsale und ventrale Spinalwurzeln und Ganglionblockade
System Toxizität
Paravertebrale autonome u. somatische Nervenblockade
Subpiale und interperineurale Ausbreit. (i. allen Lebensaltern)
Ausbreitung in den Ruckenmarkssubarachnoidalraum und den Liquor wie beim Subarachnoidalblock
Oberfläche des Ruckenmarks Nervenblockade

Abb. 15. Zusammenfassende Darstellung der Möglichkeiten der Verteilung von epidural injizierten Lokalanästhetika. (Modifiziert nach Bromage (1962) und Shanta u. Evans (1972))

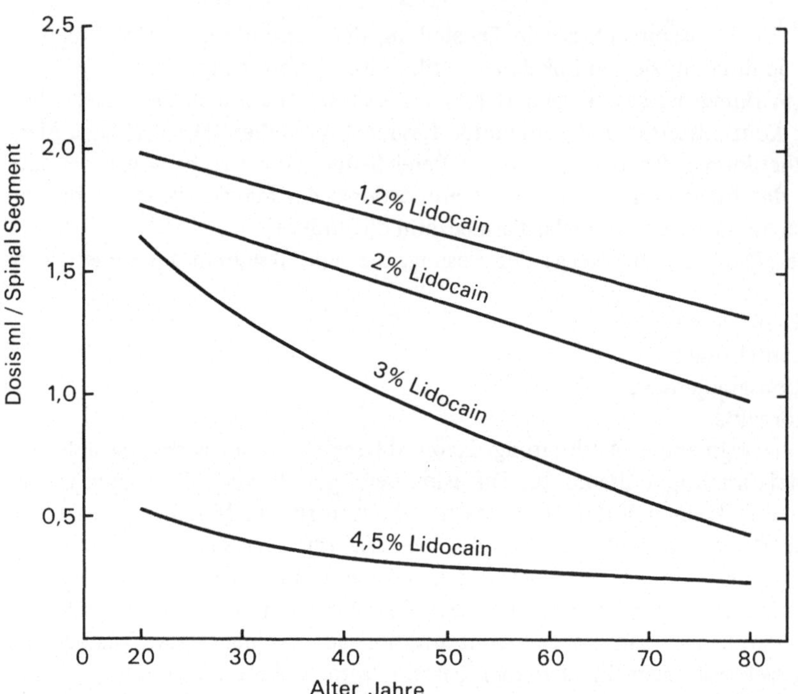

Abb. 16. Einfluß der Potenz und der Konzentration auf das für die Blockierung eines Spinalsegments benötigte Volumen einer epidural injizierten Anästhesielösung. (Modifiziert nach Bromage 1962)

und 1%iges Lidocain praktisch äquipotentiell sind. Bei Vernachlässigung der für die Dosierung wichtigen Konzentrationsabhängigkeit kann man zu Über- bzw. Unterdosierungen kommen, die bei den kleinen Kinderdosierungen folgenschwer sein können. Zum Beispiel würden 20 ml (400 mg) 2%iges Lidocain, kaudal injiziert bei einem 10jährigen Kind 2 Segmente mehr blockieren als aus unserer Verlaufskurve ersichtlich und den unteren Zervikalbereich mit beteiligen. Wir überprüften die Richtigkeit der angegebenen Umrechnungen für eine hochkonzentrierte Lösung an einigen Fällen, und fanden ihre Richtigkeit in der Zahl der blockierten Segmente bestätigt.

8 Schlußfolgerung

1. Die eingangs gestellte Frage, ob die Ausbreitung von Anästhesielösungen im Epiduralraum bei kaudaler Injektion an Kindern gesetzmäßig abläuft und daher eine Vorhersagemöglichkeit im Kindesalter besteht, läßt sich positiv beantworten. Die einer Datenanalyse unterzogenen Ergebnisse unserer Untersuchungen haben gezeigt, daß die Dosiswirkung streng altersabhängig ist.

2. Die gefundene exakte Vorhersagbarkeit der Ausbreitung von Anästhesielösungen im kindlichen Epiduralraum glauben wir durch die speziellen anatomischen und physiologischen Verhältnisse des Kindesalters untermauern zu können. Die Ausbreitung und damit der Wirkungsort unterliegen besonderen Bedingungen. In dem spezifischen, grobmaschigen Fettgewebe des kindlichen Epiduralraums breitet sich eine eingebrachte Anästhesielösung vorhersehbar rasch und gleichmäßig aus. Hinzu kommen weiter besondere anatomische Verhältnisse im Kindesalter, die einen gegenüber dem Erwachsenenalter rascheren Wirkungseintritt und ebenfalls eine rasche gleichmäßige Verteilung gewähren: Ein Teil der Anästhesielösung tritt durch die „Lecks" der Foramina intervertebralia aus, die beim Erwachsenen zunehmend durch fibröses Gewebe verengt werden. Hierdurch kommt es zu einer raschen und intensiven Umspülung der arachnoidalen villösen Strukturen im Epidural- und Paravertebralraum und zur Ausbreitung am Perineurium entlang dem austretenden Nerven. Im Kindesalter ist die ausgetretene Menge groß genug, um einen schnell einsetzenden, gleichmäßigen und lang wirksamen anästhetischen Effekt zu erzielen.

3. Wie Untersuchungen mit verschiedenen hochkonzentrierten Anästhesielösungen zeigten, ist die Ausbreitung einer kaudalen Epiduralblockade im Kindesalter nicht nur von der Menge, sondern auch von der Konzentration der eingebrachten Lösung des Lokalanästhetikums abhängig.

4. Abschließend möchten wir noch auf die praktische Bedeutung des gefundenen Dosierungsschemas eingehen. Die Methode der kaudalen Epiduralanästhesie im Kindesalter fand bisher wegen der bestehenden Unsicherheit über die Dosierung kaum praktische Anwendung. Die Menge der Anästhesielösung, die nötig war, um für einen operativen Eingriff in kaudaler Epiduralanästhesie die erforderlichen Rückenmarksegmente zu blockieren, konnte nur geschätzt werden, was der häufigeren Anwendung gewisse Vorsichtsgrenzen setzte. Eine Überdosierung hätte zu einer zu hohen, das Kind somit gefährdenden Ausbreitung geführt. Man hatte sich deshalb streng auf die Eingriffe beschränkt, die die unteren Bauchabschnitte und unteren Extremitäten betrafen. Trotzdem wurde mit dieser nur geschätzten Dosierung u.U. sicher eine unnötig höhe Blockierung erreicht.

Nunmehr kann statt der bisherigen ungenauen Schätzung aus unserem Dosierungsschema (s. Abb. 12) mittels der Altersangabe die genaue Dosierung (ml/blockierende Segmente) für den jeweiligen Eingriff abgelesen werden. Das Schema gilt für eine 1%ige Lidocain- oder Mepivacainlösung sowie für eine 0,25%ige Bupivacainlösung. Wird eine andere Lösung mit anderer Konzentration verwendet, muß die Dosierung entsprechend der Konzentrationsabweichung geändert werden. Bei Umstellung auf eine höherprozentige Lösung ist zu berücksichtigen, daß bei Verwendung von adrenalinhaltigen Lidocain- oder Mepivacainlösungen insgesamt nicht mehr als 10 mg/kg KG gegeben werden dürfen, da sonst mit Überdosierungserscheinungen zu rechnen ist. Für nicht adrenalinhaltige Lösungen dieser Mittel gilt 7 mg/kg als Maximaldosis; Bupivacain darf nicht höher als 2 mg/kg KG dosiert werden. Bei Verwendung der von uns angegebenen Konzentrationen kommt man unter Einhaltung der Dosierungsvorschrift nicht in den toxischen Bereich.

9 Zusammenfassung

An 152 Kindern im Alter von 0 bis 11 Jahren, die zu operativen Eingriffen eine kaudale Epiduralanästhesie erhielten, wurde die Ausbreitung von Lokalanästhesielösungen (zunächst in geschätzter Dosierung verabreicht) untersucht, mit der Zielsetzung, allgemeingültige Dosierungsangaben für das Kindesalter zu erhalten.

Hierzu wurden 3 Gruppen etwa gleicher Größe gebildet, die äquipotentielle Anästhesielösungen erhielten. In der 1. Gruppe wurde 1%iges Lidocain mit Adrenalin 1 : 200 000, in der 2. Gruppe 0,25%iges Bupivacain mit Adrenalin 1 : 200 000 und in der 3. Gruppe 1%iges Mepivacain mit Adrenalin 1 : 200 000 verabreicht. Um zu einer exakten Vorhersagemöglichkeit der Dosierung zu kommen, wurden die erhobenen Daten einer statistischen Analyse[1] unterzogen. In Anlehnung an die für Erwachsene bestehenden Angaben über die Dosierung für die Epiduralanästhesie bei lumbalem Zugang wurde in den ersten beiden Gruppen die Dosierung in multiplen Regressionsverfahren bezüglich der Variablen Alter, Größe und Gewicht untersucht. Es zeigte sich, daß eine einzige Variable, nämlich das Alter, zur Vorhersage der Dosiswirkung völlig ausreichend ist; für alle 3 Gruppen ergab sich übereinstimmend ein hohes Bestimmtheitsmaß von ca. 87% für diese Variable.

Von dem ermittelten linearen Regressionsmodell konnte ein zuverlässiges Dosierungsschema entwickelt werden. Danach kann die Dosierung für die kaudale Epiduralanästhesie im Kindesalter wie folgt angegeben werden: 0,1 ml Anästhesielösung/Lebensjahr zu blockierendes Segment.

Eine genaue Durchsicht der Literatur wurde vorgenommen, um die Frage zu klären, warum sich bei der kindlichen kaudalen Epiduralanästhesie – im Gegensatz zu der Situation beim Erwachenen – ein gesetzmäßiges Verhalten nachweisen läßt. Es fanden sich für den Epiduralraum des Kindes besondere anatomische und physiologische, altersabhängige Verhältnisse: Sowohl ein weitmaschiges epidurales Fettgewebe als auch offene Foramina intervertebralia ermöglichen eine gleichmäßige Ausbreitung des Lokalanästhetikums und eine zuverlässige Wirkung.

Die Abhängigkeit der Ausbreitung einer Anästhesielösung im kindlichen Epiduralraum von der Konzentration der verwendeten Lösung wird besprochen, und eine einfache Umrechnung des ermittelten Wertes bei Verwendung eines höher konzentrierten Lokalanästhetikums angegeben.

Auf die praktische Bedeutung des erarbeiteten Dosierungsschemas wird hingewiesen. Für die von uns verwendeten gebräuchlichen äquipotentiellen Konzentrationen von Lokalanästhetika läßt sich nunmehr die benötigte Menge für eine kaudale Epiduralanästhesie im Kindesalter genau vorhersagen. Die Gefahr der Überdosierung ist praktisch ausgeschlossen. Es erscheint damit möglich diese relativ sichere und schonende Anästhesiemethode der kaudalen Epiduralanästhesie in Kombination mit einer leichten Allgemeinnarkose auf breiterer Basis in der Kinderanästhesie einzusetzen.

[1] Die statistische Untersuchung wurde im Institut für Datenanalyse und Versuchsplanung Dr. Volker W. Rahlfs, München, durchgeführt

Literatur

Askrog VF, Harvald B (1970) Teratogen effekt af inhalationsanaesthetika. Nord Med 83:498

Baer GM, Shantaveerappa TR, Bourne GH (1965) Studies on the pathogenesis of fixed rabies virus in rats. Bull WHO 33:783

Batson OV (1940) The function of the vertebral veins and their role in the spread of metastases. Ann Surg 112:138

Berkowitz SB, Green BA (1951) Spinal anaesthesia in children: a report based on 350 children under 13 years of age. Anaesthesiology 12:376

Bertocchi A (1932) Relievi sulla tecnica dell' anestesia peridurale. Boll Mem Soc Piemont Chir 2:163

Brierly JB, Field EJ (1948) The connections of the spinal sub-arachnoid space with the lymphatic system. J Anat 82:153

Brierly JB, Field EJ (1949) The fate of an intraneural injection as demonstrated by the use of radio-active phosphorus. J Neurol Neurosurg Psychiatry 12:89

Brierly JB (1950) The penetration of particulate matter from the cerebrospinal fluid into the spinal ganglia, peripheral nerves, and perivascular spaces of the central nervous system. J Neurol Neurosurg Psychiatry 13:203

Bromage PR (1954) Spinal epidural analgesia. Livingston, Edinburgh, pp 12, 69

Bromage PR (1962) Spread of analgesic solutions in the epidural space and their site of action: a statistical study. Br J Anaesth 34:161

Bromage PR (1969) Aging and epidural dose requirements. Br J Anaesth 41:1016

Bromage PR, Joyal AC, Binney JC (1963) Local anaesthetic drugs: Penetration from the spinal extradural space into the neuraxis. Science 140:392

Bromage PR, Robson JG (1961) Concentrations of lignocaine in the blood after intravenous, intramuscular, epidural and endotracheal administration. Anaesthesia 16:461

Bryce-Smith R (1954) The spread of solutions in the extradural space. Anaesthesia 9:201

Campbell MF (1933) Caudal anaesthesia in children. J Urol 30:245

Chott F (1971) Die extradurale Anaesthesie. In: Frey R, Hügin W, Mayrhofer O (Hrsg) Lehrbuch der Anaesthesie und Wiederbelebung. Springer, Berlin Heidelberg New York, S 314

Corbett TH (1973) Retention of anaesthetic agents following occupational exposure. Anesth Analg (Cleve) 52:614

Corbett TH, Cornell RG, Lieding K et al. (1973) Incidence of cancer among Michigan nurse-anaesthetists. Anaesthesiology 38:260

Corbin KB, Gardner ED (1937) Decrease in number of myelinated fibers in human spinal roots with age. Anat Rec 68:63

Cousins MJ, Bromage PR (1971) A comparison of the hydrochloride and carbonated salts of lignocaine for caudal analgesia in outpatients. Br J Anaesth 43:1149

Davenport HT (1967) Paediatric Anaesthesia. Heinemann Medical Books, London, p 97

Dogliotti AM (1931) Eine neue Methode der regionalen Anaesthesie. Die peridurale Anaesthesie. Zentralbl Chir 1341

Dogliotti AM (1933) Segmental peridural spinal anaesthesia. Am J Surg 20:107

Earnest DL, Fletcher GF (1969) Danger of rectal examination in patients with acute myocardial infection: fact or fiction. N Engl J Med 281:238

Elze C (1932) Centrales Nervensystem. In: Braus H (Hrsg) Anatomie des Menschen, Bd 3. Springer, Berlin, S 202

Evans JA, Dobben GD, Gray GR (1967) Peridural effusion of drugs following sympathetic blockade. JAMA 200:573

Field EJ (1951) Observations on the passage of Weed's Prussian Blue mixture along the axis cylinder and interfiber fluid of nerves. J Neurol Neurosurg Psychiatry 14:11

Foldes FF, Colavincenzo JW, Birch JH (1956) Epidural anaesthesia: a reappraisal-Curr. Res. Anesth Analg (Cleve) 35:33

Fortuna A (1967) Caudal analgesia: a simple and safe technique in pediatric surgery. Br J Anaesth 39:165

Frey HH, Soehring K (1954) Untersuchungen über die Durchlässigkeit der Dura mater des Hundes für Procain. Arch Exp Veterinarmed 8:804

Frumin MJ, Schwartz H, Burns JJ et al. (1953a) Sites of sensory blockade during segmental spinal and segmental peridural anaesthesia in man. Anaesthesiology 14:576

Frumin MJ, Schwartz H, Burns JJ et al. (1953b) The appearance of procaine in the spinal fluid during peridural block in man. J Pharmacol Exp Ther 109:102

Grimmeisen H (1973) Chronische Halothan-Exposition: Leberschäden bei Anaesthesisten. Anaesthesist 22:41

Harder HJ (1971) Besteht eine Gefährdung des Anaesthesisten durch jahrelange Halothane-Inhalation bei Narkosedurchführung? Anasth Intensivther Notfallmed 6:466

Hassin GB (1930) Villi (pacchionin bodies) of the spinal arachnoid. Arch Neurol 23:65

Knutson F (1942) Epidurale Kontrastuntersuchungen bei Bandscheibenprotrusionen im Lendenteil. Acta Chir Scand 87:214

Kölliker A (1896) In: Bardelebens K von (Hrsg) Handbuch der Gewebelehre des Menschen, Bd II. Engelmann, Leipzig, S 831

Lanz T von, Wachsmuth W (1955) Praktische Anatomie, Bd I, Teil 2: Hals. Springer, Berlin Göttingen Heidelberg

Leigh DM (1963) Spinal anaesthesia in infants and children. Int Anesthesiol Clin 1:825

Löfstrom B (1970) Sakralanaesthesie. In: Erikson E (Hrsg) Atlas der Lokalanaesthesie. Thieme, Stuttgart, S 129

Lüdinghausen M von (1967) Die Bänder und das Fettgewebe des Epiduralraums. Anat Anz 121:294

Lund PC (1965) A correlation of venous blood concentrations and spinal fluid concentration of xylocain and citanest during peridural analgesia. Acta Anaesthesiol Scand [Suppl] 16

Lundy JS (1935) High caudal block anaesthesia. Surg Clin North Am 15:127

MacIntosh RR, Bryce-Smith R (1968) Örtliche Betäubung, Abdominal Chirurgie. In: Frey R, Kern F, Mayrhofer O (Hrsg) Anaesthesiologie und Wiederbelebung, Bd 19. Springer, Berlin Heidelberg New York, S 57

MacIntosh RR, Mushin WW (1947) Observations on the epidural space. Anaesthesia 2:100

Meyer SE, Maickel RP, Brodie BB (1960) Disappearance of various drugs from the cerebrospinal fluid. J Pharmacol Exp Ther 128:41

Moore DC, Hain RH, Warff A et al. (1954) Importance of the perineural spaces in nerve blocking. JAMA 156:1050

Morris DDB (1960) Spinal and epidural analgesia; anatomy, physiology and pharmacology. In: Wylie WD, Churchill-Davidson SC (eds) A practice of Anaesthesia. The Year Book Publishers, Chicago, pp 832–838, 863–865

Nolte H (1972) Peridurale Anaesthesie, Technik, Indikation und Kontraindikation. In: Nolte H, Mayer J (Hrsg) Die rückenmarksnahen Anaesthesien. Internationales Symposium Minden 1972. Thieme, Stuttgart, S 59

Odom CB (1940) Epidural anaesthesia in resumé and prospect. Curr Res Anesth Analg 19:106

Poirier et Charpy (1899) Traité d'Anatomie humaine, 3

Ramsey H (1959) Fat in the epidural space in young and adult cats. Am J Anat 104:345

Reinauer H, Hollmann S (1966) Der Einfluß der Narkoseart auf den Gehalt an Adenonucleotiden, Lactat und Pyruvat in Herz, Leber und Milz der Ratte. Anaesthesist 15:327

Rexed BA, Wennstrom KG (1959) Arachnoidal proliferation and cystic formation in the spinal nerve-root pouches of man. J Neurosurg 13:73

Rodrigues I (1964) A anaesthesia peridural no paciente pedriatico. Rev Bras Anest 14:116

Rudin DO, Freemont-Smith K, Beecher HK (1951) Permeability of dura mater to epidural procaine in dogs. J Appl Physiol 3:388

Ruston FG (1954) Epidural anaesthesia in infants and children. Can Anaesth Soc J 1:37

Ruston FG (1957) Epidural anaesthesia in pediatric surgery. Anaesth Analg (Cleve) 36:76

Ruston FG (1964) Epidural anaesthesia in pediatric surgery: present status at the Hamilton General Hospital. Can Anaesth Soc J 11:12

Schettler D (1970) Untersuchungen der Ventilation, der Atemmechanik, der Blutgase und des Säure-Basen-Haushaltes bei Säuglingen mit Lippen-Kiefer-Gaumenspalten vor, während und nach der Operation. Habilitationsschrift, Düsseldorf

Schettler D (1971) Probleme der Narkosebehandlung von Säuglingen und Kleinkindern in der kieferchirurgischen Praxis. Stoma 1:5

Schneider (1951) Periduralanaesthesie im Kindesalter. Z Urol Chir 76:704 [zit. nach Fortuna 1967]

Shanta TR, Bourne GH (1968) A new concept in the structure and function of the nervous system. Academic Press, New York, p 374

Shanta TR, Evans JA (1972) The relationships of epidural anaesthesia to neural membranes and arachnoid villi. Anesthesiology 37:543

Shanthaveerappa TR, Bourne GH (1964) Arachnoid villi in the optic nerve of man and monkey. Exp Eye Res 3:31

Shuttleworth KED (1960) Surgical shock. In: Wylie WD, Churchill-Davidson HC (eds) A practice of anaesthesia. The Year Book Publishers, Chicago, p 486

Simmonds WJ (1953) Observation of labelled erythrocytes from subarachnoid space in rabbits. Aust J Exp Biol Med Sci 31:77

Sjövall H (1943) Anatomische Untersuchungen über die Verteilung des epiduralen Fettes im Lumbalrücken. Acta Radiol 24:177

Slater HM, Stephen CR (1950) Hypobaric pontocain spinal anesthesia in children. Anaesthesiology 11:709

Spiegel P (1962) Caudal anaesthesia in pediatric surgery. Anesth Analg (Cleve) 41:218

Stark D (1965) Embryologie. Thieme, Stuttgart, S 383

Steer JC, Hornsey FD (1968) Evidence of passage of cerebrospinal fluid along spinal nerves. Can Med Assoc J 98:71

Stochdorph O (1972) Die Anatomie und Pathologie des Epidural- und Subduralraumes. In: Nolte H, Meyer J (Hrsg) Die rückenmarksnahen Anaesthesien. Internationales Symposium Minden 1972. Thieme, Stuttgart, S 7

Streeter GL (1919) Factors involved in the formation of the filum terminale. Am J Anat 25:1

Tarlov JM, Perlmutter I, Berman AJ (1951) Paralysis caused by penicillin injection. Mechanism of complication – a warning. J Neuropathol Exp Neurol 10:158

Tretjakoff D (1926) Das epidurale Fettgewebe. Z Anat 79:100

Trotter M (1947) Variations of the sacral canal. Anesth Analg Curr Res (Cleve) 26:192

Ungeheuer E (1952) Anwendung der Periduralanaesthesie in der Bauchchirurgie. Zentralbl Chir 737

Usubiaga JE (1964) Transfer of local anaesthetics to the subarachnoid space and mechanism of peridural block. Anaesthesiology 25:752

Usubiaga JE, Wikinski JA, Usubiaga LE (1967) Epidural pressure and its relation to the spread of anaesthetic solutions in the epidural space. Anesth Analg (Cleve) 46:440

Ziehen T (1899) Handbuch der Anatomie, Zentralnervensystem, Teil I, 1. Abschn. Fischer, Stuttgart, S 63

Kinderanaesthesie

Prämedikation - Narkoseausleitung

Ergebnisse des Zentraleuropäischen Anaesthesiekongresses Berlin 1981. Band 4
Herausgeber: **J.B. Brückner**

1983. 162 Abbildungen, 75 Tabellen. Etwa 292 Seiten. (Anaesthesiologie und Intensivmedizin, Band 157). DM 108,–.
ISBN 3-540-12153-6

Dieser Band enthält in Übersichtsreferaten und Originalarbeiten internationaler Spezialisten aktuelle klinische und wissenschaftliche Aspekte der Kinderanästhesie vom Zentraleuropäischen Anästhesiekongreß 1981.
Zusätzlich werden Prämedikation und die Aufwachphase behandelt. Mit diesem Band erhält der interessierte Leser wichtige Daten zur sicheren Durchführung der Anäesthesie in der Kinderchirurgie.

Prämedikation im Kindesalter

Herausgeber: **K. Kühn, J. Hausdörfer**
Unter Mitarbeit von U. Bauer-Miettinen, G. Kraus, F.J. Kretz, S. Piepenbrock, H. Sueß, M. Tryba, F. Yildiz

1983. 34 Abbildungen, 15 Tabellen. IX, 66 Seiten. (Kinderanaesthesie). DM 28,–
ISBN 3-540-12472-1

Die Entwicklung von Spezialgebieten hat sich auch in der Anästhesie in den letzten Jahren mehr und mehr durchgesetzt. Dabei begann im Gegensatz zu den angloamerikanischen Ländern die Spezialisierung bei der Kinderanästhesie in Deutschland relativ spät. Die physiologischen, pathophysiologischen und pharmakodynamischen Reaktionen des Kindes sind unterschiedlich zu denen des Erwachsenen. Nur unter Berücksichtigung dieser Unterschiede kann eine sichere und adäquate Narkose im Kindesalter durchgeführt werden.
Im vorliegenden Buch wird aus dem Gesamtgebiet der Kinderanästhesie der Problemkreis Prämedikation herausgegriffen, um ihn von allen Seiten zu durchleuchten und auf diese Weise Fortschritte und Trends allen Interessierten nahezubringen.

Narkosebeatmung im Kindesalter

Herausgeber: **F.W. Ahnefeld, K.-H. Altemeyer, H. Bergmann, C. Burri, W. Dick, M. Halmágyi, G. Hossli, E. Rügheimer**
Unter Mitarbeit von zahlreichen Fachwissenschaftlern

1983. 38 Abbildungen. XI, 99 Seiten. (Klinische Anästhesiologie und Intensivtherapie, Band 26). DM 48,–
ISBN 3-540-12493-4

Im Zusammenhang mit der Diskussion um die Sicherheit während der Narkose im Erwachsenenbereich ist die Frage nach Stand und Möglichkeit der Überwachung im Bereich der Kinderanästhesie von Interesse. Es zeigte sich, daß zwar eine Vielzahl verschiedener Kindernarkosesysteme empfohlen und eingesetzt werden, daß die Überwachung ihrer Funktion dabei aber entweder prinzipiell oder technisch bedingt nur beschränkt möglich ist. In diesem Band geben internationale Experten einen Überblick über den gegenwärtigen Stand der Narkosebeatmung im Kindesalter und zeigen die anzustrebenden Entwicklungen sowie bereits vorhandene Möglichkeiten der Überwachung auf.

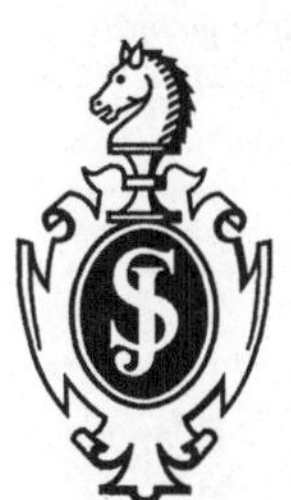

Springer-Verlag
Berlin
Heidelberg
New York
Tokyo

Neue Aspekte in der Regionalanaesthesie 1

Wirkung auf Herz, Kreislauf und Endokrinium. Postoperative Periduralanalgesie
Herausgeber: **H.J. Wüst, M. Zindler**
1980. 97 Abbildungen, 37 Tabellen. XIV, 196 Seiten. (Anästhesiologie und Intensivmedizin, Band 124). DM 68,–. ISBN 3-540-09500-4

Neue Aspekte in der Regionalanaesthesie 2

Pharmakokinetik, Interaktionen, Thromboembolierisiko, New Trends
Herausgeber: **H.J. Wüst, M. Zindler**
1981. 72 Abbildungen. XIV, 178 Seiten. (Anästhesiologie und Intensivmedizin, Band 138). DM 78,–. ISBN 3-540-10893-9

Regionalanaesthesie

Ergebnisse des Zentraleuropäischen Anaesthesiekongresses Berlin 1981. Band 1
Herausgeber: **J.B. Brückner**
1982. 125 Abbildungen, 43 Tabellen. XIII, 215 Seiten. (Anästhesiologie und Intensivmedizin, Band 148)
DM 83,–. ISBN 3-540-11744-X

Schmerzbehandlung – Epidurale Opiatanalgesie

Ergebnisse des Zentraleuropäischen Anaesthesiekongresses Berlin 1981. Band 3
Herausgeber: **J.B. Brückner**
1982. 90 Abbildungen, 50 Tabellen. XII, 194 Seiten. (Anästhesiologie und Intensivmedizin, Band 153). DM 68,–. ISBN 3-540-11830-6

Immunologie in Anaesthesie und Intensivmedizin

Eine kritische Bestandsaufnahme
Herausgeber: **A. Doenicke, U. Koenig**
Unter Mitarbeit zahlreicher Fachwissenschaftler
Bearbeitet von S. Doenicke
Herrn Professor Dr. Hans Bergmann zum 60. Geburtstag gewidmet
1983. 88 Abbildungen, 61 Tabellen. X, 300 Seiten. (Sertürner Workshops Einbeck). DM 52,–. ISBN 3-540-12199-4

Intubation, Tracheotomie und bronchopulmonale Infektion

Herausgeber: **E. Rügheimer**
Internationales Symposium vom 17. bis 19. Juni 1982 in Erlangen
1983. 217 zum Teil farbige Abbildungen, 110 Tabellen. XIX, 503 Seiten. DM 98,–. ISBN 3-540-12365-2

G. Wolff

Die künstliche Beatmung auf Intensivstationen

Unter Mitarbeit von E. Grädel, D. Gasser
3., neubearbeitete Auflage. 1983. 87 Abbildungen. Etwa 280 Seiten. (Kliniktaschenbücher). DM 35,–. ISBN 3-540-12115-3

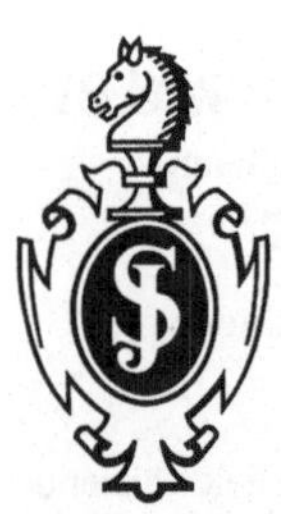

Springer-Verlag
Berlin
Heidelberg
New York
Tokyo